陈雷讲经方
妇 科 篇

陈 雷 主编

河南科学技术出版社
·郑州·

图书在版编目（CIP）数据

陈雷讲经方 . 妇科篇 / 陈雷主编 . —郑州：河南科学技术出版社，2018.11（2025.3 重印）

ISBN 978-7-5349-9375-6

Ⅰ. ①陈… Ⅱ. ①陈… Ⅲ. ①中医妇科学—经方—研究 Ⅳ. ① R289.2

中国版本图书馆 CIP 数据核字（2018）第 225899 号

出版发行：河南科学技术出版社
　　　　　地址：郑州市郑东新区祥盛街27号　　邮编：450016
　　　　　电话：（0371）65788613　65788629
　　　　　网址：www.hnstp.cn

责任编辑：邓　为
责任校对：王俪燕
封面设计：中文天地
责任印制：朱　飞
印　　刷：河南省环发印务有限公司
经　　销：全国新华书店
开　　本：720mm×1020mm　1/16　印张：11.5　字数：150千字
版　　次：2018年11月第1版　2025年3月第5次印刷
定　　价：35.00元

陈雷讲经方公众号

编写人员名单

主　编　陈　雷

编　委　胡晓丽　刘星光　刘　微　王云海

　　　　任　伟　郭黎娜　谢　蓉

为陈雷《陈雷讲经方之妇科篇》序

我长博士陈雷 10 岁，目睹其青春少年之勃发，而立不惑之深睿。曾几何时，跳跃驰骋，挥毫泼墨，弹拉演唱，激扬文字，轻取学子十佳之冠；曾几何时，默而精思，兢兢业业，怀揣梦想，勤于工作，游刃于仕途之上。然鸿鹄腾空千万里，焉雁鹊相嬉所桎？忍十年之苦，砺十年之功，送我《陈雷讲经方之妇科篇》，初读叹之，精读赞之！何者？作者谙素问伤寒，熟圆机活法，融诸贤之见，悟一家之思，遂解十年所学、所思、所想、所悟。是书非独临证指南，更为读书之法，悟道之径。我愿在付梓之时，贺之为序。

石岩

戊戌夏至日于盛京碎石斋

（编者注：石岩教授系辽宁中医药大学校长，博士生导师）

自序

饮冰十年，难凉热血；
博极医源，精勤不倦！

曾经 *曾经的中医于我而言只是皇帝的新衣*

曾经我是一名大学教师，给中医专业本科生讲授中医内科学、中医基础理论等课程。

曾经我是中医学博士，承担多项省级课题。

曾经我担任硕士研究生导师，带过多名硕士研究生。

曾经我在中医药大学任教务处副处长、二级学院院长等职，从事中医教育管理 17 年。

归零 *今天的放弃是为了明天的收获，我选择重走中医路*

每天忙于讲课，忙于科研，忙于各种会议，我这个人们口中的所谓的"中医专家"却发现自己离真正的中医越来越远，大学里优秀的标准永远是发了多少篇 SCI，又拿了几十万的国家自然科学基金，很少有人谈论中医临床疗效。

有时候我们走得太快，忘记了为什么出发。

没办法改变周围环境，但可以选择自己要走的路。

2016 年年初，我把曾经所有的获奖证书、发表过的论文、主持过的课题、出版过的专著付之一炬，向领导递交了辞职报告，我面向曾经工作过的大学校园说："对不起，我的大学，我和中医曾经有个约会，现在我要去践约了。"

出发　万里归来年愈少，此心安处是我乡

　　走出大学校园后我打点行囊开启了中医寻师求学之路。行走江湖，寻师访友，年少时的梦想在不惑之年竟得以实现。拜师民间中医的第一站是陕西渭南的孙曼之老师，来到渭南后，每天和师弟、师妹一起，或在药房抓药，或去山中采药，或跟师问诊，虽粗茶淡饭，内心却无比充实。离开渭南后，又远赴山东、重庆、广州等地跟师求学，一路走，一路学，一路感悟。回想自己学习中医 20 多年，更多的时候是原地徘徊，不得门径，而今在外拜师求学两年，如拨云见日，感慨良多，或是上天眷顾，让我医路不死，我必当不揣愚钝，驽马十驾，在中医之路执着前行。

成书　十年磨一剑，一朝试锋芒

　　从 1990 年踏入辽宁中医药大学学习中医至今已经整整 28 年，回想中医路上阡陌纵横近三十载，能坚持下来不易，然而又真的走了太多弯路。中医学习本不易，如果方向再没选对，中医的路就太难行了。中国传统文化主张追溯事物的大本大原，并从这个本原的道而推演人体，所以我常说学习中医就是要还原经典，还原古人思维。回归经典，就是先放下一切后世的医理，再放下急功近利之心，把自己的身心放到《伤寒论》《金匮要略》的文字之中，体会、感悟、应用，即是真正的医理。本书内容是由部分学生把我之前讲课的语音进行整理而成，在此对参与音频整理和校对的学生一并表示感谢。本书对《金匮要略》妇产三篇所有经方以思维导图为引导进行详解，对经方条文、中药组成进行框架解构，力求还原仲景经典思维。如能对本书认真学习可以达到在临床上熟练应用经方治疗各种妇科疾病之效果。成书不求开宗立派，只愿还原经典，借中医复兴大势，兴中医经旨回归，中医路上，让我们一路同行！

　　作者微博号：中医陈雷

陈雷医话

治病要治原因，不能治结果。如果只是对症去治疗，永远解决不了身体的问题，也进不了中医的大门。

中医临床如果"残朴以为器"，头脑中全是零散的条条框框或教条，活的灵魂不存，不成庸医都难。

医生就是将领，而患者的精气就是兵马，药物就是武装。兵马之命悬于将手。患者的体质状况只是兵马雄壮与否，不是决定性的，关键是将之谋略。

"上兵伐谋，其次伐交，其次伐兵，其下攻城。"上医首辨阴阳，其次六经，其次方证，其下药证。

中医很难，有的人学了一辈子还在墙外打转；中医很简单，方向找对了，这条路并不长。所以多花一点时间找方向很重要。

学中医很难，首先要有辨别真中医、假中医的能力，此为学中医第一难，很多人很多时候学了假的中医；然后要摆脱中医速成一方打天下的心态，此为学中医第二难，经方112首每天用碰巧都能治好几个，这不等于学会了中医。

学伤寒应如虎嗅蔷薇，宏观处高屋建瓴，细微处明察秋毫。

中医为何学不会、用不好？归根到底是缺少传统文化资养，不去体察阴阳，只在病症上做文章，正如仲景所言，"崇饰其末，忽弃其本"。

看病不是算命，评判医生的唯一标准只有疗效。考察中医师摸脉能摸出你有什么病，让医生预测多长时间能治好你的病，凡此种种，都会将立场不坚定的医生推成算命先生。医生能做的最正确的事是尽力提高自己的医术，尽心为患者诊治，如果把精力放在察言观色、以脉测病，或者热衷于作业术，只能是术士而非医生。

一个国家，兴盛之时，有弊政一觉察一行令就去了；骄奢淫逸之时，奸恶小人比比皆是，即使重典赏罚，劳神费力，亦不能除弊。人体亦是如此，所以常有患者问医生自己的病吃几剂药能好，要先问自己的身体处于什么状态。

当我们批判某种观点时往往因为对这种观点不感冒而缺乏足够深入的研究使得批判变成棒杀。别人批判中医时如此，中医流派之间的批判亦如此。

孟子说："虽有智慧，不如乘势；虽有镃基，不如待时。"中医发展面临前所未有的政策扶持、渠道优势、群众基础，如不能乘势起航，实乃中医不幸。

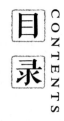

目录
CONTENTS

妇人妊娠病脉证并治第二十

妇人产后病脉证治第二十一

妇人杂病脉证并治第二十二

妇科临床验案

妇人妊娠病脉证并治 第二十

桂 枝 汤

一、条文分析

师曰：妇人得平脉，阴脉小弱，其人渴，不能食，无寒热，名妊娠，桂枝汤主之。于法六十日当有此证，设有医治逆者，却一月加吐下者，则绝之。

这个条文描述的是妇人妊娠早期的生理状态。首先"妇人得平脉"，是说妇人整体脉是正常的，没有病脉，但是"阴脉小弱"。阴脉可以理解为尺脉，也可以说是沉取，总之"阴脉小弱"反映的是妇人怀孕期间血以养胎，津血不足，这在妊娠女性多属正常生理反应。"其人渴"，是因为津亏血少不能上承濡润或阴虚内热出现的口渴。妊娠反应致胃虚故"不能食"。如果医生不知道妇人有孕，或吐或下误治了，可能会产生不良的后果。

本条是仲景给妇人妊娠恶阻不能食出的方子，妊娠恶阻主症为不能食和呕吐，都是受孕后机体的一种反射刺激。本篇下文中的干姜人参半夏丸是专门治疗恶阻重证的方子，桂枝汤中桂、芍调和营卫，姜、枣、草补益太阴，也是调治妊娠恶阻适合的方子，所以重点是要掌握妇人妊娠恶阻临床机制及气血的盈亏状态，然后再以经方适当调治，也可不用方仅调适饮食起居而使孕妇达到良好的孕期状态。

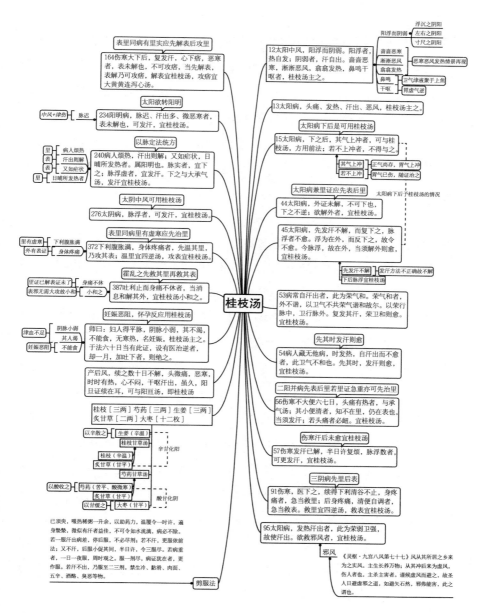

桂枝汤

表里同病有里实应先解表后攻里
164伤寒大下后，复发汗，心下痞，恶寒者，表未解也，不可攻痞，当先解表，表解乃可攻痞，解表宜桂枝汤，攻痞宜大黄黄连泻心汤。

太阳欲转阳明
中风+津伤 → 脉迟
234阳明病，脉迟、汗出多、微恶寒者，表未解也，可发汗，宜桂枝汤。

以脉定法统方
病人烦热（表）／汗出则解／又如疟状（表）／日晡所发热者（里）
240病人烦热，汗出则解；又如疟状，日晡所发热者，属阳明也。脉实者，宜下之；脉浮虚者，宜发汗。下之与大承气汤，发汗宜桂枝汤。

太阴中风可用桂枝汤
276太阴病，脉浮者，可发汗，宜桂枝汤。

表里同病里有虚寒应先治里
里有虚寒 → 下利腹胀满
外有表证 → 身体疼痛
372下利腹胀满，身体疼痛者，先温其里，乃攻其表；温里宜四逆汤，攻表宜桂枝汤。

霍乱之先救其里再救其表
里证已解表证未了 → 身痛不休
表邪无需大攻故小和之 → 小和之
387吐利止而身痛不休者，当消息和解其外，宜桂枝汤小和之。

妊娠恶阻，怀孕反应用桂枝汤
津血不足 → 阴脉小弱／其人渴／不能食（妊娠恶阻）
师曰：妇人得平脉，阴脉小弱，其不渴，不能食，无寒热，名妊娠，桂枝汤主之。于法六十日当有此证，设有医治逆者，却一月，加吐下者，则绝之。

产后风，续之数十日不解，头微痛，恶寒，时时有热，心不闷，干呕汗出，虽久，阳旦证续在耳，可与阳旦汤，即桂枝汤

桂枝［三两］芍药［三两］生姜［三两］炙甘草［二两］大枣［十二枚］
以辛散之 → 生姜（辛温） → 桂枝甘草汤
桂枝（辛温）／炙甘草（甘平）→ 辛甘化阳
芍药甘草汤
以酸收之 → 芍药（苦平、酸微寒）／炙甘草（甘平）→ 酸甘化阴
以甘缓之 → 大枣（甘平）

已须臾，啜热稀粥一升余，以助药力，温覆令一时许，遍身漐漐微似有汗者益佳，不可令如水流漓，病必不除。若一服汗出病差，停后服，不必尽剂；若不汗，更服依前法；又不汗，后服小促其间，半日许，令三服尽。若病重者，一日一夜服，周时观之。服一剂尽，病证犹在者，更作服。若不下汗，乃服至二三剂。禁生冷、黏滑、肉面、五辛、酒酪、臭恶等物。

剪服法

浮沉之阴阳
阳浮而阴弱 → 左右之阴阳／寸尺之阴阳
啬啬恶寒／渐渐恶寒／翕翕发热 → 恶寒恶风发热情景再现
鼻鸣 → 卫气津液聚于上焦
干呕 → 胃虚气逆

12太阳中风，阳浮而阴弱。阳浮者，热自发；阴弱者，汗自出。啬啬恶寒，渐渐恶风，翕翕发热，鼻鸣干呕者，桂枝汤主之。

13太阳病，头痛、发热、汗出、恶风，桂枝汤主之。

太阳病下后是可用桂枝汤
15太阳病，下之后，其气上冲者，可与桂枝汤，方用前法；若不上冲者，不得与之。
其气上冲 → 正气尚存，胃气上冲
若不上冲 → 胃气已伤，随证治之

太阳病兼里证应先表后里
44太阳病，外证未解，不可下也，下之为逆；欲解外者，宜桂枝汤。
太阳病下后予桂枝汤的情况
45太阳病，先发汗不解，而复下之，脉浮者不愈。浮为在外，而反下之，故令不愈。今脉浮，故在外，当须解外则愈，宜桂枝汤。
先发汗不解 → 发汗方法不正确故不解
下后脉浮宜桂枝

53病常自汗出者，此为荣气和。荣气和者，外不谐，以卫气不共荣气谐和故尔。以荣行脉中，卫行脉外。复发其汗，荣卫和则愈，宜桂枝汤。

先其时发汗则愈
54病人藏无他病，时发热，自汗出而不愈者，此卫气不和也。先其时，发汗则愈，宜桂枝汤。

二阳并病先表后里里若里证急重亦可先治里
56伤寒不大便六七日，头痛有热者，与承气汤；其小便清者，知不在里，仍在表也，当须发汗；若头痛者必衄。宜桂枝汤。

伤寒汗后未愈宜桂枝汤
57伤寒发汗已解，半日许复烦，脉浮数者，可更发汗，宜桂枝汤。

三阴病先里后表
91伤寒，医下之，续得下利清谷不止，身疼痛者，急当救里；后身疼痛，清便自调者，急当救表。救里宜四逆汤，救表宜桂枝汤。

95太阳病，发热汗出者，此为荣弱卫强，故使汗出。欲救邪风者，宜桂枝汤。

邪风
《灵枢·九宫八风第七十七》风从其所居之乡来为之实风，主杀主养万物；从其冲后来为虚风，伤人者也，主杀主害者。谨候虚风而避之，故圣人曰避邪虚邪之道，如避矢石然，邪弗能害，此之谓也。

桂枝汤被称为《伤寒论》第一方，下面我们一起来学习理解一下桂枝汤。

为什么这么强调桂枝汤的重要性呢？第一，桂枝汤在临床应用非常广泛，不仅是感冒，很多大病，包括妇科病、肿瘤等都有应用的机会。第二，我们发现《伤寒论》里一百一十二方有七十多个方都是桂枝汤加减而来的，尤其是在太阴病里，桂枝加芍药汤、桂枝加大黄汤、小建中汤等都是桂枝汤加减化裁而来，所以很多医家说桂枝汤是伤寒论第一神方。对桂枝汤的解读，每个医家都有所不同，当然我也有我的解读，和他们也很不同。

桂枝汤是太阴病的主方还是太阳病的主方？

我个人观点认为桂枝汤是太阴病的主方。我也反复思考，如果说桂枝汤是太阴病的主方，为什么张仲景在第一章太阳病篇里就提出桂枝汤？真的很容易混乱。那我想这里就涉及太阴病和太阳中风的关系，它们有很强的关系。现在我直接说观点，麻黄汤证我认为是太阳病的主病，而麻黄汤是太阳病的主方。麻黄汤证病机是荣弱卫强，是一个表实证，通俗说就是高热没有汗，我们说是不是散热和阻止散热这一对矛盾中阻止散热占据了绝对的上峰？我们说阳入和阴出，阳入是不是占据了上峰？所以它属阳。桂枝汤证呢？这里面就来问题了，桂枝汤证是表虚证，是有汗的，卫气是虚的，而且《辅行诀》里的阴阳二旦也是说桂枝汤本身是实卫气的，黄芩汤恰恰是补荣气的，所以我认为桂枝汤是太阴病的主方。我们往下先看条文，再逐步论述我的观点。

12. 太阳病，阳浮而阴弱，阳浮者，热自发，阴弱者，汗自出。啬啬恶寒，淅淅恶风，翕翕发热，鼻鸣干呕者，桂枝汤主之。

"阳浮而阴弱"，历代医家有不同的解释，通常以脉来解释，我综合一下历代医家的意见，大概有三种。一是浮沉之阴阳，浮脉为阳，沉脉为阴。二是寸尺之阴阳，寸脉为阳，尺脉为阴。三是左右之阴阳，左右之阴阳医家解释又不一样了，有的是左为阴右为阳，有的是左为阳右为阴。那我的理解到底是什么？"阳浮而阴弱"，我个人理解这个"阴"指的是"太阴"。为什么会出现太阳中风？我的理解是因为这个人平素太阴比较弱或者有脾胃病，是太阴有问题的人得了太阳病的状态，就是太阳中风。阴弱呢？我理解就是太阴弱。这个"阳浮"就好理解了，我们说太阳也可以，说阳气也可以。

"阳浮者热自发，阴弱者汗自出"，我再说一下这个汗，中医里这个汗虽然很常见但很难治。在出门诊时我们会经常遇到盗汗特别严重或者是自汗的患者，治疗自汗有些医家用时方可能会用"玉屏风散"，但如果汗症很重，你单纯用固表止汗，临床疗效是很不确切的。临床一定要详查病机，看到底是怎么回事，单纯去止汗就好像房间的地漏水了不去关闭水源仅仅去堵一下，将来还会漏的。

我们一起来想一下，出汗都有哪些情况？如果是运动后出汗这叫生理的出汗，是正常的汗。在不该出汗的时候出汗，如早上醒来身上有汗，那叫盗汗。还有自汗，有些人跟我讲，他是固定时间出汗，如一到下午四点就出汗，这叫自汗，清醒的时候出汗。还有多汗症，我有一个好朋友，做按摩不敢按，一按手心全是汗，是典型的多汗症。多汗症西医怎么治呢？西医是切除某个交感神经，后遗症就是这个地方不出汗了，过几年别的地方又开始出汗。你想你把神经切了，汗不出了，别的事儿肯定有，这都不是解决问题的办法。

我们想一下，为什么会出汗？我想第一还是有热。我不知道大家有没有感受，到了大夏天吃完饭我们一定是满头汗，这是生理出汗，那还是有热。大冬天冰冷的时候你在外面，有没有可能出汗？有，但是概率非常小，寒热一定是有关系的。那第二个要素就是我们所说的卫气或者荣气，就是往外排热的力量足不足，还有阻止你排热的力量足不足。比如咱们两个今天同时感冒了，你是麻黄汤证不出汗，我是桂枝汤证我出汗了，这就是咱们俩的卫气状况不一样，我是脾胃虚弱的，卫气也是虚的，所以虽然也会抵御邪气，但是他是相对的强，但还是阻挡不了汗液往外排。

"啬啬恶寒，淅淅恶风，翕翕发热"，是仲景给我们描述太阳中风恶风发热的情景再现，就是我们感冒时候的状态，我不过多地解释了。"鼻鸣干呕者，桂枝汤主之"，"鼻鸣"，我想大家可以去体会一下感冒时的状态。但是为什么会有干呕？这个事儿我觉得你一定要去观察，当你或者亲人感冒的时候，你要仔细地去观察，他是太阴脾胃有问题才出现的这个太阳中风，所以我解释为"胃气上逆所致干呕"。这是桂枝汤的一个主条文，然后我们看一下 13 条。

13. 太阳病，头痛，发热，汗出，恶风，桂枝汤主之。

我们读条文，读细了你会发现很有意思。先说"太阳病"，它是有所指代的。"太阳病"指代什么呀？指代提纲证"太阳之为病，脉浮，头项强痛而恶寒"，实际上就是多了一个"汗出"，再一次从症状上来给我们明确。我这个思维导图就是讲桂枝汤的时候，把跟桂枝汤有关的条文都列出来，这样便于学习，但是是有缺点的，因为有一些不含方的条文也非常重要，我思维导图没有列出来，如果这么去讲可能信息量会更大，所以我们还是先就有方的条文来。

桂枝汤的条文非常多，我不逐条讲了，就挑重点的讲吧。这里面有的病机已经做解释了，回去可以自己看。44 条我讲一下吧。

44. 太阳病，外证未解，不可下也，下之为逆；欲解外者，宜桂枝汤。

这条讲治病原则，关于先表后里或先里后表还有表里同治这个大的原则在《伤寒论》条文里都有所体现。本条说的是太阳病兼里实证，治疗要先表后里。临床后你就会经常遇到，这些大的原则仲景是有规定的，包括有里虚还有表证应该怎么办，我们接下来都会给大家讲到。

现在我们说 53、54 条，我觉得这两条还是比较重要的。这两条中提到了荣和卫，荣和卫是很关键的问题，但是在《伤寒论》里提到荣和卫的条文并不多，就这两条及95条提到了荣和卫。我对阴阳的一个核心的理解，就是出入的问题、荣卫的问题。

53. 病常自汗出者，此为荣气和，荣气和者，外不谐，以卫气不共荣气谐和故尔。以荣行脉中，卫行脉外，复发其汗，荣卫和则愈，宜桂枝汤。

"病常自汗出者"，这个是不是病理的出汗呀？没事就出汗，紧张出汗，劳累出汗。"此为荣气和，荣气和者，外不谐，以卫气不共荣气谐和故尔。以荣行脉中，卫行脉外，复发其汗，荣卫和则愈，宜桂枝汤"。如果我们就说桂枝汤调和荣卫，这个事儿就特别简单了，你也不用考虑是荣气虚还是卫气实，总之是调和营卫。在这个条文里比较好解释，就是荣气是正常的，卫气是有问题的，卫气虚，所以常自汗出。卫气虚，表虚，不能固表，我们用桂枝汤来调和荣卫就可以了。桂枝汤的组成里面生姜、甘草、大枣都是补脾胃的，这是一个调和阴阳的大方，不是说单纯解表用的。

54. 病人脏无他病，时发热，自汗出而不愈者，此卫气不和也。先其时发汗则愈，宜桂枝汤。

54条是个有故事的条文，临床应用也会屡见奇效。我自己也经历过一个这样的案例。为什么说这是有故事的条文呢？郝万山老师讲过一个案例，他说有个患者每到下午3点就烘热出汗，当时给他开的是桂枝汤，但是那个患者并没有吃这个汤药，觉得他太年轻了，不相信他。开药3天后，患者来了，他问那个患者好没好，那个患者说没好，然后就给领到胡希恕老师那儿看，结果也是桂枝汤。但是有一点，你不是在下午3点出汗吗，那你就在下午一点半钟左右喝这个药，患者回去喝后立见神效。这样的患者也很痛苦，一到时间就出汗。我在临床上也遇到过，有的有很好的效果，当然也有没效果的，也许是患者描述的问题。我遇到的那个患者他不是每天，他是每周周五的下午出汗，也是特别难受，我马上联想到这个条文，叫"先其时发汗，宜桂枝汤"。这样的患者出汗是定时的，我们只要在他出汗之前让他喝桂枝汤就会达到治疗的效果。

95. 太阳病，发热汗出者，此为荣弱卫强，故使汗出，欲救邪风者，宜桂枝汤。

我们看95条，这个条文曾经让我很困扰，我用了很长时间来研究这个条文。"发热汗出者"这是不是太阳中风？而太阳中风应该是表虚也就是卫虚的状态，但这里说"荣弱卫强"。在我的理解，"荣弱卫强"应该是麻黄汤证，是太阳伤寒而不是太阳中风，所以此处就不太好解释了。后来读康平本，此条在康平本是91条，并注明是"追文"，所以我认为这条论述的荣卫是后人追加，不必细究了。

164. 伤寒大下后，复发汗，心下痞，恶寒者，表未解也。不可攻痞，当先解表，表解仍可攻痞。解表宜桂枝汤，攻痞宜大黄黄连泻心汤。

这条也是和桂枝汤有关系，条文已经明确说了，叫"心下痞，恶寒者，表未解也。不可攻痞"。还是这样，当表里同病的时候，里实应该先解表，后攻里。

234. 阳明病，脉迟，汗出多，微恶寒者，表未解也，可发汗，宜桂枝汤。

276. 太阴病，脉浮者，可发汗，宜桂枝汤。

这两条说的是"宜桂枝汤"而不是说"桂枝汤主之"。"宜"说明可用此方，如果说"桂枝汤主之"就是指本方的主症。之前我也论述过有太阴病的情况下得了太阳病就是太阳中风桂枝汤证，所以太阴病见脉浮可用桂枝汤。

产后风，续之数十日不解，头微痛，恶寒，时时有热，心下闷，干呕汗出，虽久，阳旦证续在耳，可与阳旦汤。

这条里面提到了"阳旦汤"，在《辅行诀》里桂枝汤被称为小阳旦汤。

有些医家认为阳旦汤是桂枝汤加黄芩，有些医家认为阳旦汤是桂枝汤加桂枝加附子，也有些人说阳旦汤是针对发热等一系列的阳旦的症状，还有些人认为阳旦汤是对治阴病的。我更赞同后一种说法，认为它是治疗太阴病的，所以叫阳旦汤。

二、组方分析

桂枝三两（去皮） 芍药三两 甘草二两，炙 生姜三两（切） 大枣十二枚（擘）

上五味，以水七升，微火煮取三升，去滓，适寒温，服一升。服已，须臾啜热稀粥一升余，以助药力，温覆令一时许，遍身漐漐，微似有汗者益佳，不可令如水流漓，病必不除。若一服汗出病差，停后服，不必尽剂。若不汗，更服依前法；又不汗，后服小促其间，半日许，令三服尽。若病重者，一日一夜服，周时观之。服一剂尽，病证犹在者，更作服。若汗不出，乃服至二三剂。禁生冷、黏滑、肉面、五辛、酒酪、臭恶等物。

桂枝

《神农本草经》：味辛，温。主上气咳逆，结气喉痹，吐吸，利关节，补中益气。久服通神，轻身，不老。

桂枝是樟科植物肉桂的嫩枝，我们做调料的肉桂，跟我们用的桂枝是同一种植物。肉桂是用树干的皮，或者根皮，桂枝是用嫩枝，来源于同一种植物。中药的阴阳属性与中药的产地、药用部位等因素有关，桂枝秉春天之木性，于春天升发，冒出嫩芽，具有上升向上的属性而且靠近天，受天气多所以属阳。桂枝味辛，主升散，

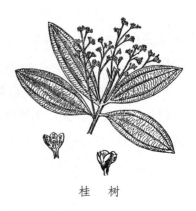

桂 树

与甘草配伍,《黄帝内经》称辛甘发散为阳。桂枝是肉桂的嫩枝,剪成一截一截的,气味跟肉桂一样,辛温发散,比较辛热,而且有芳香味,比较温散的一股气。只不过桂枝是嫩枝,嫩枝是升发之气,流通性更好,升达的效果更好,它的气比较薄、弱,相比肉桂来讲更柔和,流通性更好,没有肉桂劲儿那么足、那么急。也有医家认为《伤寒论》中桂枝即为肉桂,组方时凡标桂枝者,均用一半桂枝一半肉桂。

如何理解桂枝去皮?

《神农本草经》牡桂条下郭璞注云:"一名肉桂,一名桂枝,一名桂心。"可知古时肉桂、桂枝、桂心,实为一物三名。后世医家认为肉桂为树皮,桂枝为树枝。仲景方桂枝每云去皮,实去肉桂外层之粗皮,故《外台秘要》《千金要方》皆称桂心。若近时桂枝,则无皮可去。日本的经方实践家东洞吉益也有一物三名之说,并讥讽说:"李皋以气味厚薄,分桂枝、肉桂,遂构上行下行之说,是臆测,不可从矣。"

桂枝去皮有两种说法,第一种说法是"桂去皮"的这个桂枝应该是指肉桂。肉桂因为外面有老的、没用的粗皮,只有里面比较细的芯、肉是有用的,用时要把外面粗皮去掉,所以认为"桂去皮"就是把肉桂外面的粗皮去掉,只用里面的肉。这个说法,即认为桂枝汤里的桂枝指的是现代的肉桂。

第二种说法是清代陈修园之侄陈鸣岐所论:"古人用桂枝,惟取当年新生嫩枝,折视之内外如一,皮骨不分。若见皮骨可以辨者,去之不用,故曰去皮。"

综上两种说法,《伤寒论》中桂枝实为现代肉桂,所谓桂枝去皮本意是肉桂去粗皮后使用,但现在我们实际用的桂枝是树枝,并以新生嫩枝为佳。桂枝皮中有挥发油,辛散的作用主要靠桂枝皮,所以去皮不是真的去皮,而是指要取皮骨不分的嫩枝。

桂枝在治奔豚证中是否有降逆作用？

桂枝在治奔豚证中实质是以通为用，以升为降。人体的气本来就是升降回旋，是一个周流、一个循环。奔豚汤证就是肾虚木气失控，气上冲心，这个气就像小猪往上拱一样，神不守舍，心惊肉跳。桂枝加桂汤中用大量的桂枝，辛散通达可以把这个郁结通开。它实质是以通为用，以升为降，令气该升则升，该降则降，从升散的角度来调节人体气机的升降，并不是有些医家说的桂枝能降逆。奔豚本为气机受阻，欲升受阻升达不利，如若降逆则奔豚更甚，谬矣。主上气咳逆亦为此理，咳逆不应降逆，应以升散为正治，以通为用。

芍药

《神农本草经》：味苦，平。主邪气腹痛，除血痹，破坚积，寒热，疝瘕，止痛，利小便，益气。

《神农本草经》中不分白芍、赤芍，统称为芍药。从陶弘景开始，分为白芍、赤芍两种药材，白芍药多为栽培种，赤芍药则多为野生种，为毛茛科植物芍药的干燥根。普通白芍炮炙一般为水煮脱皮后晒干，我在临床上用生白芍。

性味：苦平，酸微寒。口尝的感觉是凉降，即苦，微寒，可以尝出来微微的苦，而且药气降得很快，这个气直接到小腹去了，凉到小腹了。白芍用口尝是尝不到酸味的。白芍开的花很大很舒展，为什么它的根长得这么结实呢？一个植物有特别开达的地方，就一定要有一个地方抓得很牢，要不然飘上去了，因此芍药根的收敛力量就很强。古人认识药物气味的方法主要是鼻闻和口尝，但也会根据服用药物之后，

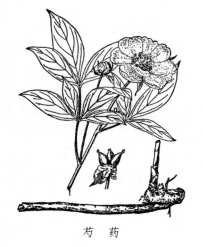

芍药

药物引起人体内气机的变化而归类。如果使人体气机收敛就是酸味药，而白芍是有收敛凝聚作用的，所以陶弘景在《本草经集注》中总结白芍味苦、酸、平，微寒。

白芍的根是直的，所以有非常好的通透性，故能"除血痹，破坚积"。《本草经集注》中说白芍可以"散恶血，逐贼血"，既收敛凝聚又能流通除痹。我们只有在对药物的性味的理解上才能全面动态理解中药的功效。

腹痛是因为气血郁结于肠道，白芍有凉降疏通之性，所以能解局部痉挛的疼痛。白芍是凉降，又有一股通破的力量，刚好把局部的这种郁热的结滞给它破开，能止痛。

《本草经集注》中说可以"去水气"。白芍既能行血又能利水，所以广泛应用在妇科方剂中，而芍药配伍茯苓在《金匮要略》妇产三篇中更为常见。妇科经带胎产病多见血虚水泛、水血同病，芍药、茯苓为水血同治最重要的配伍方根。

白芍的凉降之气比较阴寒，易伤脾胃。所以我们要清楚地知道太阴有里虚寒或者是脾胃比较弱的时候，你用大黄、芍药要减量，芍药是寒凉的，会加重太阴的问题。

甘草

《神农本草经》：味甘，平。主五脏六腑寒热邪气，坚筋骨，长肌肉，倍力，金创尰，解毒。久服轻身延年。

甘草为豆科甘草属植物甘草的根，多年生草本植物，根粗壮，呈圆柱形，味甜，外皮红棕色或暗棕色。

甘草生于干燥草原及向阳山坡，广泛分布于东北、华北及陕西、甘肃、青海、新疆、山东等地区。我诊所用的一般是内

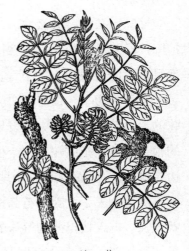

甘　草

蒙产的甘草。甘草根是很长的，非常直，我们见到的饮片都是切成薄片的。

甘草用口尝甜味很明显，有很缓的甘甜之气进到胃里，给人和缓舒服的感觉。甘草尝了以后嘴里能甜很久，现在药店里卖的甘草片更甜，和糖果一个味道，小孩喜欢吃，但药效几乎没有了。甘草味甜，且有芳香之气，饮片成圆形，颜色淡黄，形色味都有中土之象，故能补益脾胃、固守中焦。

甘草能清热解毒，《伤寒论》少阴病脉证并治篇中有"少阴病二三日，咽痛者，可与甘草汤"，即用一味甘草治少阴咽痛。甘草麻黄汤治牙龈肿痛效佳，麻黄发散表水，甘草清热解毒。

很多经方中都有甘草，李中梓《雷公炮制药性解》中说"甘草味甘入脾，为九土之精，安和七十二种金石，一千二百种草木，有调摄之功，故名国老"，所以甘草有调和诸药之功。

甘草临床有生甘草、炙甘草用法之别。现在市场上的炙甘草都是用蜜制的甘草，很多医家考证这个蜜制也是后人加上去的，所以有些医家干脆都用生甘草，还有一些医家是把生甘草炒一炒叫炙甘草，也有的就用市场上卖的蜜制的炙甘草，我现在自己诊所用的是把生甘草炒一炒。为什么呢？就好像现在的半夏，你把它加上白矾，然后又加上生姜、甘草，你这个东西，这种制法，其实对疗效是有很大影响的。我们在很多方剂里都是有加蜂蜜的，该加蜂蜜加蜂蜜，该加饴糖加饴糖，你用蜜把这个甘草给制了，那你加了糖，甘味加大了，这个方子的方向是要受影响的！生甘草偏泻火生津，清热解毒，炙甘草偏补益脾胃。如果脾胃有实邪，有壅滞时，不宜用甘草，容易留邪，这是因为甘草性缓，流通性差。比如黄芪桂枝五物汤治风痹，是在桂枝加黄芪汤基础上去甘草，即减甘草壅缓之性，使药力速达。

生姜

《神农本草经》：味辛，温。主胸满咳逆上气，温中止血，出汗，逐风，湿痹，肠澼，下利。生者尤良，久服去臭气，通神明。

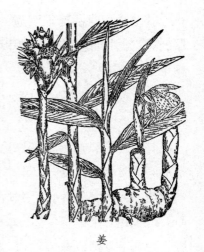

姜

生姜为姜科植物姜的新鲜根茎，是中国人餐桌上常用的食材和调料，部分地区人们习惯直接生食生姜。民间有"晚上吃姜赛砒霜"的说法，生姜味辛、性温，属阳，偏性较大，晚上人体阳气平复，阴气渐生，所以不宜多吃生姜以免影响睡眠。但"晚上吃姜赛砒霜"的说法言过其实了，经方里有很多方子都有生姜，都是早晚各服，如何服用应因人体质而异。

生姜辛温，单味熬浓汤或加适量红糖即可使人发汗，治疗初起表实证感冒。

大枣

《神农本草经》：味甘，平。主心腹邪气，安中，养脾，助十二经，平胃气，通九窍，补少气、少津液，身中不足，大惊，四肢重，和百药。久服轻身，长年。

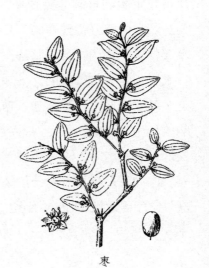

枣

大枣就是我们平时食用的大枣，大枣味道非常甘甜，是多数人喜爱的水果。甘能补益，大枣色红入血分，能补气养血。

桂枝汤一共五味药，小方治大病。《伤寒论》中是用两来作为计量单位的。

目前大家比较公认的是 1 两 =15.625 克，是考古学研究出来的。我个人在临床上用的是 1∶5，桂枝三两就是 15 克，如果按公认的量那就是 46.875克，据说河南有的医家就是原方原量。那我为什么用 1∶5，有的医家为什么又用古代的那个原量？其实非常好理解，我们看后面的服法"若病重者，一日一夜服，周时观之"，包括后面的很多方，为什么说《伤寒论》叫"一剂尽两剂已"？这么大的量就是一剂的量，要求辨证特别精准，用的量又特别的大。现在我们来的患者一般都给开七天的药，我们是不是觉得七天的量小一点，既安全又能解决问题。当然这是我的理解，至于几比几这都是医家自己的选择。

《黄帝内经》里说辛甘化阳，酸甘化阴，而桂枝汤我们说是《伤寒论》第一方、神方，是因为桂枝汤的组方非常有代表性地体现了阴阳的特点。桂枝和芍药是相对应的，桂枝本身是辛甘发散的、是温的、是阳的，而芍药苦、平、微寒，它和桂枝正好构成一对阴阳。桂枝和芍药量的变化组成了《伤寒论》中不同的经方，如芍药量加倍的桂枝加芍药汤，桂枝量加倍的桂枝加桂汤，还有桂枝去芍药汤，是我们治疗心脏病的主方。实际上桂枝、芍药的变化就是这个方阴阳方向的变化。这里面的大枣和甘草都是甘的，桂枝和甘药组成一个辛甘化阳，而芍药和这些甘药组成酸甘化阴。桂枝汤也叫阳旦汤，是因为它以桂枝为主导，是偏阳旦的，虽然叫阳旦汤，实际上方子里面是有阴有阳的。

这个桂枝汤，我觉得有个比喻很形象，是什么呢？比如我们开车，脚底下一定是有油门有刹车，我觉得桂枝汤里面的桂枝就好像油门，芍药就好像是刹车。为什么呢？桂枝是辛温发散的，它是温的，有补益阳气的作用，而这个芍药是酸敛的、是阴性的、是往回收的。芍药和桂枝配，一阴一阳，一辛散一酸敛，一个油门，一个刹车，它们两个正好是配对儿的，如果说把芍药去掉，单用桂枝可能就发散得过了，汗出过多了，或者是说过于阳热了，整个方里面就没有寒的药了，偏性太大了。我觉得这么去理解，你就会感慨，又开始拍大腿啦，张仲景好厉害啊！

再来通俗理解一下桂枝汤，也就是说风寒邪气（敌人）来袭，由于这个人体质不是那么强，邪气一下杀到皮肤下面的里层了，毛孔开了一些，然后守卫的士兵，我们说卫气也好、津液也好，和这个外邪一场恶战，死伤一片，就流了一些汗了。这时候桂枝作为一个开路先锋，一马当先杀出来了，然后我们的生姜、甘草、大枣到脾胃里源源不断地温中暖胃、健胃、补益津液，就好比给桂枝输送兵力去共同抵御外邪。那芍药起什么作用呢？一个是它要制约，就是说要平衡我们体内这种阳热的情况，同时芍药它是酸敛性质的，也就是把全身的血液都聚集起来，去补营血，帮助身体。

我再总结一下，太阳中风津液是有损伤的，因为出汗了。那么桂枝汤中桂枝、生姜是辛散的，如果辛散的力度太大，它会再伤津液，就用芍药去收敛它，而且芍药本身也是个补营血的药物。还有就是芍药还能帮助解表透邪，"里不通表不透"，那么芍药它可以利小便，通过它的通利，可能表邪解得更透彻。

桂枝汤里甘味的药特别多，甘味的药过多的话，会滋腻胃气。甘草又叫国老药，很多时方的中医临床上都愿意加甘草，认为既能缓和诸药又能解毒。但现在我学经方以后，我对甘草的理解，就是该加就加，不该加就不能加，确实很多地方用甘草容易滋腻胃气，芍药它是酸苦涌泻，可以制约甘草的滋腻之气。

桂枝汤煎服方法也非常的经典和有代表性，大体上就是要喝稀粥覆被来帮助桂枝汤进一步发汗。我们先来看"服已须臾"，这个"须臾"，刘福在1982年《中医杂志》发表了一篇文章《伤寒论"须臾"小议》，根据《僧只律》"一刹那者为一念，二十念为一瞬，二十瞬为一弹指，二十弹指为一罗预，二十罗预为一须臾，一日一夜有三十须臾"的记载，推算出一"须臾"等于48分钟。我个人理解48分钟可做参考但不必拘泥，须臾应该是可能虚指一个时间范围。

然后喝热粥，为什么喝一碗粥？这一碗粥真的是意义重大啊！实际上我们很多人，如果用桂枝汤对症了，你再把这个粥喝下去了，小汗一发，真的，一副药肯定好，不可能不好。这粥是养胃的，为什么要养胃？第一，桂枝汤证是素体脾胃比较虚的人容易得，你需要去补中焦脾胃。第二，咱们说外邪来袭，津液精血都到体表去抗击邪气（敌人）了，内里就空虚了。比如说年青的都上前线打仗了，家里就剩下老弱病残了，我们这时候喝点粥养胃是一个后续部队补养。第三，就是助热，你喝的热粥一下去的话，这汗马上就出来了。

"温覆令一时许，遍身微似有汗者益佳"，这是一个发汗的大原则。《金匮要略》"痉湿暍"篇湿病的时候讲过，也是这样，一定要"遍身微似有汗者益佳"。后面也说了"不可令如水流漓，病必不除"。如果说哗哗的大汗直流怎么样啊？那就可能把津液伤了，就又得别的病了，所以说这个尺度要把握好。我们说有的时候你喝桂枝汤，本来是对症的怎么没见好啊？可能后面这个服法你没认真看，你没去严格执行。在临床上我们治表证或一些过敏性鼻炎的时候，服一些解表剂，热粥助力，遍身微微汗出都是很关键的一点。这些细节如果你不清楚，你只是说这个方治这个病，可能效果就没那么理想了。

"若一服汗出病差，停后服"，服一次病好了，比如说这个桂枝汤，熬出三碗来，你喝一碗遍身微汗出来，好了，感觉也不烧啦，精神状态都好了，我也想吃东西了，胃口也好了，怎么办呢？这种情况下，另两碗倒掉，不要了，完事了，一剂就解决问题。也就是说如果桂枝汤你辨准了，它一定是一两剂解决问题。然后，如果说"若不汗"，怎么办呢？"更服依前法"，根据前法。又不汗呢？"后服小促其间，半日许，令三服尽"。"若病重者"，则"一日一夜服"。

我不去咬文嚼字啦，这里给大家就说一下，怎么办呢？这次没出汗，好了，再喝，你不是熬了三碗吗？再喝一碗。还没出汗？再喝一碗。这三碗还没出汗？就连着喝。要是小孩，到晚上八九点钟发热挺厉害的，家长就给吃西药了。咱们用桂枝汤，辨证也准确，孩子还没出汗，那是因为什么呢？为什么会这样？我举个例子，就像我们喝白酒，有些人一钱就醉了，有些人喝半斤没事。我记得那时候在微信里视频大比拼，很多人出来，有说我能喝一斤的，还有说能喝五斤的，它是一个道理，因为我们每个人体质不一样，病情深浅不一样，它有不同的情况。其实仲景为什么在桂枝汤里服法写得这么细？是不是值得我们深思？他就是让我们举一反三啊！有些病为什么没见效？是不是你在剂量服法上有问题？当然我还是要说你一定要辨证准确。有些时候如果你的根基不深，你就会犹豫，认为我这方错了，这个星期没见效，你换别的方，下次来又换方，来回换。也就是说第一前提，你基本功要扎实，底层病机你要研究透，在你笃定的情况下如果没有效果，就要看是不是剂量和服法的问题了。

桂枝汤是发汗剂吗？

桂枝汤治疗太阳中风证时是发汗剂，在典型的桂枝汤证感冒的情况下，它是偏于起发汗作用的。我们看53条，病常自汗出者宜桂枝汤，就是自汗出还是桂枝汤，也就是说桂枝汤本身就是治疗自汗的。当你把整个《伤寒论》看完，才能窥得这个桂枝汤的全貌。条文都写了，自汗出宜桂枝汤，桂枝汤都可以治这些病。我们在临床上有很多自汗证也会用桂枝汤去治。那当你了解这个的时候，你说桂枝汤是发汗剂还是止汗剂呢？

在太阳中风这个情况下，这种出汗是汗出不彻，用桂枝汤进一步发汗，因为什么？服桂枝汤这里面说了，叫遍身微似有汗者益佳，也就说在这个情形下喝桂枝汤，你要达到遍身薄薄出一层汗，就是要起发汗的作用。那我们说它是发汗剂也好，止汗剂也好，最根本的是要弄清桂枝汤实际上起作用的机制是什么？其根本是去补充津液，当你把这个底层机制弄明白了，就能想清楚了。自汗出桂枝汤还是去补充津液，其人自汗出，汗出太多了，把津液补足了，人体阳气足了，那么汗就不出了。

这就是桂枝汤治自汗的原理，并不是像那个玉屏风散一样，把这个毛孔关上你汗就止了。如果把毛孔关上汗不出，里面还要憋出病来，你只有说把津液补足了，才能从根本上解决自汗的问题。桂枝汤发挥作用，治感冒也好，治自汗也好，它是补充人体津液，也可以说是补充人体的阳气，你把这层道理想清楚了，就不会纠结它是发汗剂还是止汗剂。

再进一步理解，**桂枝汤其实是通过调和荣卫来调节人体汗液代谢障碍的综合调节剂。**

桂枝茯苓丸

一、条文分析

妇人宿有癥病，经断未及三月，而得漏下不止，胎动在脐上者，为癥痼害。妊娠六月动者，前三月经水利时，胎也。下血者，后断三月，衄也。所以血不止者，其癥不去故也，当下其癥，桂枝茯苓丸主之。

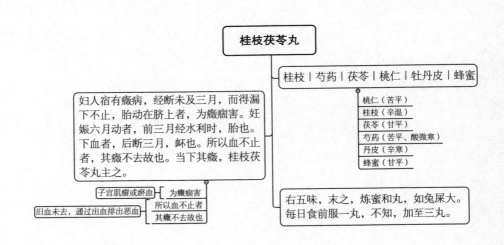

"妇人宿有癥病，经断未及三月，而得漏下不止，胎动在脐上者，为癥痼害。""癥"，原意是有形的包块。"痼"是什么呢？痼是顽疾。"癥痼"可以理解为瘀血或子宫肌瘤，或子宫内一些有形的实邪形成的包块及增生。子宫肌瘤在临床上特别常见，我们怎么来理解呢？它以瘀血为主，可能有一些水饮，包括一些邪气凝结而成的有形的包块，从大的方向可以把它看成瘀血。患者"宿有癥病"就是子宫原来就有瘀血或子宫肌瘤的意思。

"经断未及三月"，怀孕以后就停经了，没到三个月"而得漏下不止"。没到三个月就"漏下不止"，这个就比较严重了，但是这在临床非常常见，有些人怀孕很容易，但一到三四个月会习惯性地流血，甚至孩子都保不住了。"胎动在脐上者"，如果是三个月的胎，它位置应该在脐下，不可能在脐上，它说为"癥痼害"。为什么胎动在脐上呢？我们想象一下，如果产妇有子宫肌瘤，胎儿很可能把子宫肌瘤顶到上面，因而看到脐上有胎动。我觉得这是古人的一种推理，推导出她这里面可能有个"癥痼"，一个顽固的、有形的肿块，也就是我们现在说的"子宫肌瘤"或一些其他的包块，包括"腺瘤"，总而言之是里面有个有形的包块。现在科技发达，有先进仪器，去做彩超一下就看出来了，而古时候没有这些设备，怎么去推断呢？就像这个条文描述的，怀孕才三个月，漏下不止，且脐上好像有胎动，由此就推断出内有"癥痼"。古人是很有智慧的，揣其外而知其内。

我们看下一句，"所以血不止者，其癥不去故也，当下其癥，桂枝茯苓丸主之"。"血不止"，为什么不止呢？"癥不去故也"，瘀血没去，或者是肌瘤没去的原因。这怎么解释？因为妇人体内瘀血或者叫恶血没排出，或者肌瘤没排除，引起体内的应激反应，人体想通过流血去排除瘀血或者肌瘤，但又排不掉，所以导致血不止。这也充分体现了古人的智慧，不是说见出血就去止血，盲目止血可能就闭门留寇了。当然也不是说见到出血就一定要活血，本身出血再去活血，如果辨证不准的话也是危险的，所以条文里也给我们活血止血的方法做了提示，叫"胎动在脐上者"，对不对？

古代用桂枝茯苓丸是下死胎的，吃了以后死胎就会下来，所以这张方子又称为"催生汤"，也叫"夺命丹"。《济阴纲目》中说："催生汤，候产妇腹痛，见胞浆已下，水煎热服。又夺命丸，治胞衣不下，并治胎死。"夺命丸即桂枝茯苓丸。无论是下死胎还是治疗子宫肌瘤，都说明桂枝茯苓丸对治胞宫瘀血有良好的疗效，前提是辨证要准确。我们要通过外部的表现，甚至是触诊，印证内里有瘀血的病机，当然还要有一些体内有瘀血的体征，比如说舌下瘀络、目眶黧黑等。

二、组方分析

桂枝　茯苓　牡丹（去心）　桃仁（去皮尖，熬）　芍药各等分

上五味，末之，炼蜜和丸，如兔屎大，每日食前服一丸。不知，加至三丸。

桂枝

见"桂枝汤"篇。

茯苓

《神农本草经》：味甘，平。主胸胁逆气，忧恚，惊邪，恐悸，心下结痛，寒热烦满，咳逆，口焦舌干，利小便。久服安魂养神，不饥延年。一名茯菟，生山谷。

李中梓《雷公炮制药性解》中说茯苓味甘淡，气平。久煎取其味，轻煎取其气。比如在茯苓桂枝甘草大枣汤中茯苓量是半斤，煎服法是先煮茯苓，即久煎取其味，加强其甘淡渗湿利水之力。

茯苓为多孔菌科真菌茯苓的干燥菌核，野生的在海拔 600 ~ 1000 米山区干燥、向阳山坡上的马尾松等树种的根际。全品可分为茯苓个、茯苓皮、白茯苓、赤茯苓和茯神，经方里

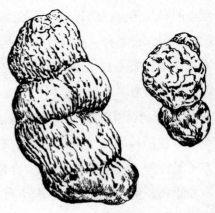

茯苓（菌核）外形

使用的主要是白茯苓。

　　茯苓出土后洗净泥土，置于不通风处，亦可储放于瓦缸内，下面先铺衬松毛或稻草一层，并将茯苓与稻草逐层铺迭，最上盖以厚麻袋，使其"发汗"，析出水分，然后取出，将水珠擦去，摊放阴凉处，待表面干燥后再行"发汗"。如此反复三四次，至表面皱缩，皮色变为褐色，再置阴凉干燥处晾至全干，即为"茯苓个"。

　　可以在发汗后趁湿切制，亦可取干燥茯苓以水浸润后切制。将茯苓菌核内部的白色部分切成薄片或小方块，即为白茯苓。

　　削下来的黑色外皮部分即为茯苓皮。

　　茯苓皮层下的赤色部分，即为赤茯苓。

　　带有松根的白色部分，切成正方形的薄片，即为茯神。

　　切制后的各种成品，均需阴干，不可炕晒，并宜放置阴凉处，不能过于干燥或通风，以免失去黏性或发生裂隙。

　　树根是树木水分比较充足的部位，茯苓附生于松树的根际，依靠树根部位潮湿的环境及吸收树根的水分生长，所以有利水渗湿的作用。

丹皮

　　《神农本草经》：味辛，寒。主寒热，中风瘛疭，痉，惊痫邪气，除癥坚，瘀血留舍肠胃。安五脏，疗痈创。

　　牡丹是多年生木本植物，牡丹花雍容华贵，大气美丽，曾被提名为国花。丹皮是牡丹的根皮，用的是根上的皮，把里面的木质芯抽掉了。抽掉里面芯的这个丹皮，又叫粉丹皮，它的皮有一点淡淡的粉红色。

　　我们知道很多药物是直接用植物的根，而丹皮用的是把芯抽掉的根皮，根皮对植物来讲是输送水分的通道，流通通达之气更

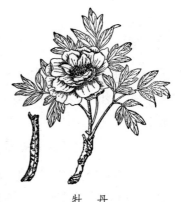

牡　丹

23

好，所以丹皮行气活血力量强。丹皮味辛、性寒，味辛故善通行走窜，性寒可以清血分郁热。

丹皮行气活血，走窜力强，常用于活血化瘀的方子中，但因其性寒，需要合理搭配。

桃仁

《神农本草经》：苦，平。主瘀血，血闭，癥瘕，邪气。杀小虫。

桃仁是桃或山桃的种子，成熟的桃去除果肉及核壳，取出种子，晒干。桃仁富含油脂，口尝的话淡淡的苦味中有香气，细品确有甘甜，故陶弘景《本草经集注》中说桃仁味苦、甘，平。甘以和血，苦以散结，苦重于甘，所以桃仁能活血化瘀。桃仁富含油脂，油性大，所以还有润肠通便之功效。

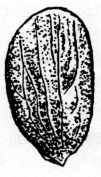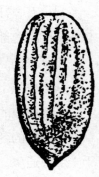

桃仁（种子）外形

白芍

见"桂枝汤"篇。

蜂蜜

《神农本草经》：味甘，平。主心腹邪气，诸惊痫痓，安五脏，诸不足，益气补中，止痛解毒。除众病，和百药。久服强志，轻身，不饥，不老。

蜂蜜是蜜蜂所酿的蜜糖，具有较高的营养价值，很多人把蜂蜜作为营养品长期服用。蜂蜜味甘，极甜，非常可口。甘能补益，所以蜂蜜能补津益气。蜂蜜是半透明、带光泽、浓稠的液体，很润滑，能润燥通便，有一些便秘患者通过服用蜂蜜来通便，在《伤寒论》中也有专门通便用的蜜煎方。

我们来看看桂枝茯苓丸的组方，有桂枝、芍药、茯苓、桃仁、丹皮。服法中说炼蜜和丸，所以如果是汤剂应该加上蜂蜜。桂枝茯苓丸组方精炼，内涵又比较深，有三个非常经典的组合。

第一是茯苓和芍药这对核心的组合。苓芍剂中茯苓甘淡利水，芍药苦酸微寒，入营入血分，也可以说补血活血。如果把人体比喻为一个容器的话，津血和水饮同为在容器中的液体，关系密切，津亏血少往往与水饮并见，饮盛则血亏，鸠占鹊巢，正虚与邪实互为因果。苓芍剂的组合就是仲景调治水血同病最为经典的组合。

第二是茯苓和桂枝的组合。比如五苓散、苓桂术甘汤里都有苓桂剂的组合。茯苓甘淡利水，桂枝辛温发散，茯苓令饮从水道出，桂枝温化饮邪从表而出，苓桂辛甘组合可以温化寒饮。

第三是桂枝和芍药的组合。这也是桂枝汤里的一个组合，调和营卫。桂枝和芍药，一阳一阴，一个辛温发散，一个酸寒敛降，互相制约，互相为用。芍药还能帮助桂枝解表透邪，芍药可以利小便，通过它的通利，让表邪解得更透彻。

桃仁和丹皮，丹皮是辛寒，桃仁是苦平，这是一对活血化瘀的主药。桂枝茯苓丸就这简简单单五味药。

总结一下，桂枝茯苓丸是一个温化水饮、活血化瘀、水血同治的组方。除了我们之前讲条文反复强调的瘀血、子宫肌瘤，它还应该有哪些适应证？比如一系列的水饮证，就像胡希恕老先生说的，他用桂枝茯苓丸用得比较广，尤其是一些心脑血管的疾病。他说桂枝茯苓丸有苓桂组合，可以治气冲、心悸这样的一系列主症。他在治疗冠心病的时候，常用桂枝茯苓丸，我觉得这些临床上都可以借鉴。当然本方的主战场还是在调理月经，我用桂枝茯苓丸治疗月经不调、闭经，包括一些崩漏，尤其是子宫肌瘤和子宫内膜增厚等导致的闭经或者崩漏，临床效果比较好。

还有一点要补充一下，比如说有些患者我们辨证准确，是一个桂枝茯苓丸证，但患者问了，我吃这个药子宫肌瘤能不能完全消失呢？我说有三种可能，第一，确实临床有一些人吃桂枝茯苓丸，吃的时间比较长，发现子宫肌瘤变小了。第二，有可能完全消失。第三，还有可能大小并没有变，但是她的闭经、崩漏等月经问题解决了。我觉得不能说治疗某些有形的包块，就能保证让它彻底消失，这个怎么理解？我反复思考这个问题。我之前经常讲，人身体长息肉、结节，它是个"报警器"，就是提示我们人体的内环境有问题。我们刚才也分析了子宫肌瘤，它确实是有瘀血或者是一些水饮、实邪，服药后虽然包块还存在，但是包块里面的瘀血或水饮，或者是一些邪气已经解决掉了。我们治疗的目的是调节人体的气血阴阳，从而改善人体内环境，使人体不再长结节、包块、肿瘤，而不是消除结节、包块、肿瘤这些"报警器"，所以肌瘤的大小变化可以作为治疗效果的参考，而不是主要指标，重点还是要看患者月经是否正常，以及整体阴阳气血的变化。

桂枝茯苓丸在临床上被很多医家广泛应用，可以治疗子宫肌瘤、子宫内膜增厚等各种妇科疾病，还可治疗各种瘀血引起的心脑血管疾病，以及一些女性面部痤疮等。这些都是经验层面的应用，我们在临床应用的时候最根本的是要抓住桂枝茯苓丸的底层病机，即化瘀除饮，水血同治且兼解表。

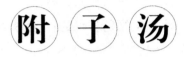

一、条文分析

在讲附子汤之前，先简单说一下少阴病，附子汤是属于比较典型的少阴病的一个方。少阴相当于一个冬天的状态，就是阴出和阳入交换的气都

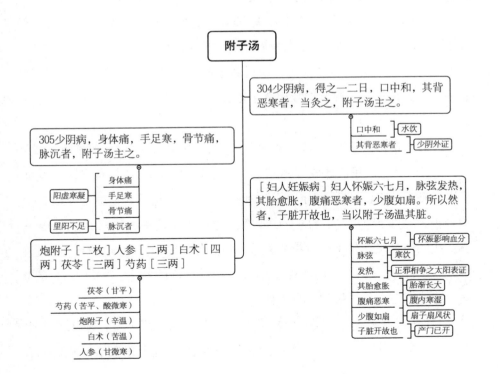

附子汤

304少阴病，得之一二日，口中和，其背恶寒者，当灸之，附子汤主之。

　口中和 — 水饮
　其背恶寒者 — 少阴外证

305少阴病，身体痛，手足寒，骨节痛，脉沉者，附子汤主之。

阳虚寒凝
　身体痛
　手足寒
　骨节痛
里阳不足
　脉沉者

炮附子［二枚］人参［二两］白术［四两］茯苓［三两］芍药［三两］

　茯苓（甘平）
　芍药（苦平、酸微寒）
　炮附子（辛温）
　白术（苦温）
　人参（甘微寒）

［妇人妊娠病］妇人怀娠六七月，脉弦发热，其胎愈胀，腹痛恶寒者，少腹如扇。所以然者，子脏开故也，当以附子汤温其脏。

　怀娠六七月 — 怀娠影响血分
　脉弦 — 寒饮
　发热 — 正邪相争之太阳表证
　其胎愈胀 — 胎渐长大
　腹痛恶寒 — 腹内寒湿
　少腹如扇 — 扇子扇风状
　子脏开故也 — 产门已开

少，整个大地是萧条的，人体阴阳气的交换，也是处于最低的状态，体内外都寒。

少阴病的代表条文说："少阴之为病，脉微细，但欲寐也。"这是少阴病的一个主症。还有一个条文是这样说的："发热恶寒者，发于阳也；无热恶寒者，发于阴也"。我认为"发热恶寒者，发于阳也"，"阳"是指太阳；"无热恶寒者，发于阴也"，"阴"是指少阴，也就是无热的恶寒是少阴恶寒的状态，所以我们说六经里面有两个伤寒，一个太阳伤寒，一个少阴伤寒。我们讲条文的时候再进一步理解这种无热恶寒。

麻黄附子细辛汤的条文是"少阴病，始得之，反发热，脉沉者，麻黄附子细辛汤主之"。条文说是少阴病，又说反发热，我们怎么解释？那可以理解是太阳、少阴合病，太少两感。我们知道病也不都是单纯的一种状态，有可能是一个合病的状态，但只要是有少阴病，最典型的特征或者判断它是处于少阴状态的根据，一定是"脉沉"。如果发热脉沉，就是少阴合并太阳的状态。在我们对三阴三阳理解不是那么深的时候，要抓大的方向去理解和体会。我们现在讲的是"妇人妊娠病"，因为附子汤也是伤寒经方里一个主要的、重要的方，所以我们把伤寒论里面304、305条一起讲一下，这也是为了更好地理解这个方。

304. 少阴病，得之一二日，口中和，其背恶寒者，当灸之，附子汤主之。

这个"和"，我们读成"huó"，怎么理解口中和？这是有水饮，就是嘴里发黏的状态。我前不久出门诊的时候，有一个患者，他就是典型的少阴表现，整个状态是从身体里往外寒。他说脚特别凉，用热水袋都焐不热。我问他嘴里面是不是有特别黏的感觉，他说对，嘴特黏，有时候都张不开，给黏到一起了，这就可以理解为一种水饮的状态。如果是津液的话，津液多，它是很稀的，不会黏。

"其背恶寒者"，这是一个特异性的、典型的少阴外证，临床上也比较常见。那为什么说它是一个少阴外证？少阴用一句话来概括，就是阳虚夹有湿邪或者夹有水饮，它是一个里阳不足出现的表寒。我们可以理解是由于体内内里的阳虚不能温煦导致的体表的这种寒，它和太阳恶寒的机制是完全不同的，这个我们一定要体会清楚。这个寒，他特异性地说"其背恶寒"，首先说明在临床上这种症状表现得比较多，另外从阴阳的角度说，背属阳腹属阴，所以说背恶寒是阳虚。我们可以这么理解，但不能绝对，一会讲到"妇人妊娠篇"里附子汤有"腹痛恶寒者，少腹如扇"，腹部也怕寒，所以我觉得不能太机械。我以前临床时遇到一个老师，他就是只要背恶寒，就用附子汤，我觉得这太机械化了，它可以做一个特异性的症状，但你不能见到背恶寒就用附子汤。

305条是对304条一个非常有力的补充，如果说单纯学了304条，就会出现一些偏差，只要没有"口中和""背恶寒"可能就想不到附子汤。附子汤的病机主要是少阴阳虚夹水饮、夹湿，我们由此病机可推导出很多症状，那从305条条文的症状又能看出来，它恰恰符合刚才总结的病机，我们应该仔细地探讨一下。

305. 少阴病，身体痛，手足寒，骨节痛，脉沉者，附子汤主之。

"少阴病，身体痛，手足寒，骨节痛"，"身体痛，手足寒"，之前我们讲过，疼痛跟哪一个邪气有关呢？其实最主要的就是寒邪，寒凝，不通则痛。这个寒是怎么来的？这个寒不是感受风寒，而是少阴的阳虚，是由于阳虚导致内里的虚寒，它不能温煦体表，更严重一点，会出现血痹。气血凝滞，寒凝不通，寒凝不畅，首先出现了一个体表的"身体痛，手足寒"，然后"骨节痛"，就是往里深入了，一派寒凉疼痛的表现。"脉沉"也非常重要，也就是"身体痛，手足寒，骨节痛"，如果不是"脉沉"，它可能是太阳表证，还可能是什么？还可能是太阴，太阴的虚劳血痹。这个"脉沉"非常重要，根据"脉沉"我们可以判断它是少阴的问题。

通过上述两条条文我想附子汤的方势方向，大家应该会有一个认识，就是在少阴这个层面，整个附子汤除了温肾阳，它还偏于利水，偏于活血补血、补津液。你站在这个层面去理解，基本就比较全面了，也就比较容易理解"妇人妊娠病"里面附子汤这个条文了。

妇人怀孕六七月，脉弦发热，其胎愈胀，腹痛恶寒者，少腹如扇，所以然者，子脏开故也，当以附子汤温其脏。

"妇人怀娠六七月"，怀孕六七个月说明什么呀？说明影响了血分。因为在怀孕的时候，比较容易发生变化或者产生问题的就是血液，胎儿成长需要大量的血液供养，所以妇人可能会出现营血不足。"脉弦发热"这个我们先放下，少阴按理说应该没有发热，那出现"脉弦发热"怎么理解？一会儿再谈我个人的理解。"弦"是有寒饮。"其胎愈胀"，这应该是一个生理状态的描述，在六七个月的时候胚胎发育比较快。"腹痛恶寒者"，腹痛怕冷，我们分析这是少阴的内里阳虚，阳虚则寒。这里我们就能看出来，在 304 条说"背恶寒者"，这一条说"腹痛恶寒"，也就是说附子汤不是绝对的背恶寒。"少腹如扇"，我给她解释成什么？不是说像扇子的形状，而是少腹好像扇子在扇风的那种状态，有凉气。"所以然者，子脏开故也"，这是古人的一种理解，在生理解剖上，他认为这时候好像产门要开了，寒邪从下面进来了。我们权且这么去理解条文就可以了。

这种"腹痛恶寒""少腹如扇"的症状，包括用的组方，都是从少阴的角度，是体内阳虚所产生的这种情况。这里面"脉弦发热"，我思维导图里解释是有一个太阳表证，因为有发热了，但是如果是兼有太阳表证，是不是应该用麻黄附子细辛汤或者别的方？我分析这个条文可能是有缺失的，条文本身后面也写了"方未见"，正常按《伤寒论》也好，《金匮要略》也好，条文之后会有一个方，详细写着这个方的组成，这个条文戛然而止，肯定是有缺失。那后面缺失了什么？我分析，这个条文应该是一个少阴和太阳的合病，后面可能是"当以附子汤温其脏，以桂枝汤解其表"。那么在这种既有太阳又有少阴的一个状态下，这个妇人的所急所苦，或者是主要的问题还是一个少阴的问题。怀孕六七个月，对胎儿来说，是非常重要的一个时期，在这种状况下，我们用附子汤，也可以说表里同病先治其里，先解决核心的问题，再去对治太阳的表证，这就是我对"脉弦发热"和"当以附子汤温其脏"的一个理解和分析。

如果单纯从这个条文看，其实信息量并不大，应用附子汤的指征也不多，但这个是思路。如果你304条、305条都学明白了，还有知道"脉沉"是少阴的一个状态，你对附子汤底层的病机掌握透彻了，分析得都很充分了，那你就用这个方。你也不能说怀孕六七个月，只要是腹中寒，就用附子汤，对吧？还是要在对综合病机分析的基础上用这个方。

二、组方分析

附子二枚（炮，去皮，破八片） 茯苓三两 人参二两 白术四两
芍药三两

上五味，以水八升，煮取三升，去滓，温服一升，日三服。

附子

《神农本草经》：味辛，温。主风寒咳逆，邪气，温中，金创，破癥坚积聚，血瘕，寒湿踒躄，拘挛，脚痛，不能行步。

附子是毛茛科植物，附子在全国大部分地区都有分布，最地道的是四川江油的附子。

附子在《神农本草经》里记载的是辛温的、有毒的下品药。下品药不是说档次低，而是说用来治病的，纠偏的，不宜久服。附子的性比较偏，气和味都很重，这样的药还是应该在辨证准确的基础上中病即止。附子的炮制是用胆巴，用胆巴炮炙过的是淡黄色半透明的。有去皮的，有不去皮的，大体分三类，一类色白去皮，价格最高，属于精选片；一类色白没去皮，属于选片，所谓选片，就是大小、形状比较整齐一些，质量稍好一些；如果不选的话，就是好坏参差不齐，称为统片，也就是市场上的黑附片，价格最低。

胆巴是一种盐，也有人说可能有时候胆巴盐质量不好，所谓的附子中

毒并不是真的附子中毒而是胆巴中毒。用胆巴炮制的目的是什么呢？是为了减弱附子的味而不减弱附子的气，所以炮附子的味儿小于生附子，两者气相差不大。当我们气味俱用的时候就用生附子，也就是温中的时候，比如在四逆汤里。如果你要温化或者温通，要取附子走窜之气，就可以用炮附子，选质量好一点的。这是炮附子和生附子的本质差别，不是说力度的大小，而是说你的功用，是偏取其气，还是偏取其味。

以前在网上看过一篇文章，有人就反映，说口尝生附子量较大时，就像经历了一场死亡，起死回生了，那劲确实比较大。我自己也尝过，只是嚼了一点点，就感觉身上要发热、发汗，所以附子性味是辛温。附子的生长地点一般是在阴冷湿润的环境，所以去找野生附子是要在阴冷的山沟里。附子生长在阴凉湿润的环境里，它的升发力量强。我们取类比象思考一下，既然在阴冷潮湿环境里附子长得最好，那是不是当人体和它的生长环境相类似，也是一种寒湿的状态时，药效也就能得到最好的发挥。

怕冷、恶寒、寒盛是应用附子的一个条件，还有一个条件就是湿盛，也是附子非常好的适用证。我们在临床上治疗风湿类疾病，它不仅是除寒，温通祛湿的功效也很强。附子确实有很强的温阳散寒、回阳救逆的功效，在《金匮要略》里有术附汤，附子和白术组合叫"并行皮中"，就是说它不仅是温里药，还能走表，温卫阳。

此外还有几味药，跟附子相关的，比如说乌头、草乌。它们跟附子有什么关系呢？我也给大家介绍一下，正常附子的生长周期，它是在前一年的秋冬交替季节种植，经过一个冬天，春天长出来，五六月份，就可以挖了。那为什么在这个季节挖呢？从冬至到夏至这个时间段，是阳气升发的时间段，它的生长周期就是在这个时间段，正好秉受天地升发之气。如果过了秋季再挖，那就叫乌头了，就不叫附子，它就老了，升发的力量就弱了，当然有的医家认为它的毒性也更强了。我们以前说过，药物跟适时的季节关系比较大，也就是说相应的附子应该是在夏至之前去采挖。夏至之前阳气还是往上升的时候，它升发流通劲比较强，如果过了夏至，升发力量就弱了，这时的品种就叫乌头了。乌头跟草乌有什么区别？野生的就叫草乌，种植的一般叫乌头。回顾一下，就是当年新长出来的叫附子，比较老的、过季的叫乌头，它们本质是一样的，是同一种植物，但是功效就有差别了。乌头比较老，它升发力量没有那么强，但是它温破的力量很强。

中医界有一个著名的流派叫火神派，以擅用大量附子而出名，这些医生在长期应用附子的过程中积累了丰富的经验，比如说生附子，你要先煎或煎煮达到一定的时间，既不丧失它的药效，同时又可以减低它的毒性。

用附子有医家提到一个词叫"化量"，什么是"化量"呢？就是接近中毒量，喝了药以后感觉有些麻或者明显的反应，这时候可能是附子发挥功效最好的时候。如果说喝完了一点感觉也没有，那可能药力不够，就是说能达到有点麻的"化量"是最佳用量，还不能过麻，要恰到好处，这是很难把握的尺度。为安全起见，如果你不是特别擅用附子的医家，还是要从安全剂量逐渐地往上加，这样更理想。

有些初学者说"我尝一尝安全量是多少"，自己喝了 20 克，没事，就认为安全量是 20 克，这个没有太大意义。我们尝药决不会尝出安全剂量，因为人体是有差异的，就像喝白酒，有些人喝一钱就醉了，有些喝二斤没有事，这个剂量一定是因人而异的，绝不是说固定的一个量。换句话说这个人阳虚到了极点，你多用一些附子，调节阴阳，就平衡了，反之如果阳很盛，你加一点附子可能他就崩塌了。《神农本草经》对有毒性的药用法有详细的说明："若用毒药疗病，先起如黍粟，病去即止，不去倍之，不去十之，取去为度。"就是告诉我们临床用这类毒性较大的药要从安全剂量开始逐渐加量使用。理论上中药都是有偏性有毒的，中药治病的原理是因为它中和掉了人体的邪气和阴阳的偏差，才发挥作用，这个道理我们要清楚。而不是说局限于我善用附子，我敢用 100 克我就厉害，跟那些都没有关系，是你有没有辨证准确，有没有准确地对治，有没有合理地去用药，所以我们会看到《伤寒论》四逆汤方中注有强人可大附子一枚，足见仲景也是因人体质而定药量。

茯苓

见"桂枝茯苓丸"篇。

人参

《神农本草经》：味甘，微寒，无毒。主补五脏，安精神，定魂魄。止惊悸，除邪气，明目，开心益智。久服，轻身延年。

现在临床多以党参代人参，我们先来说说党参，党参是桔梗科的植物，人参是五加科的，三七、五加皮、刺五加，都是五加科的，补益的作用比较好。我们现在用的党参和人参是完全不同的品种，古代的人参是产于上党、山西、太行山一带，也叫党参，已经绝迹了，并不是我们现在

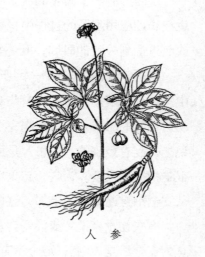

人 参

用的党参。《说文解字》云：参，人参，药草，出上党；《范子计然》云：人参出上党，状类人者善。而《名医别录》大概成书于汉末，许慎的《说文解字》成书于东汉，《范子计然》成书于春秋时期。

用桔梗科的党参代替人参在叶天士时代就比较普遍了，那时候在北方，医生就直接写党参，不写人参，在南方还是没有承认用党参，一直到新中国成立以前党参都是假药，新中国成立以后党参正式进入中药的主流，一样地用，只要知道区别就行，它在很多场合都可以代替人参来使用。

现在用的人参大部分是东北人参，在长白山一带，东北气候比较冷，所以人参的气来得比较紧致，气更足。临床上常用的是人工种植的生晒参，《神农本草经》里记载人参是微寒的，但现在东北的生晒参喝了，有股微微辣的味道，气往上拱，吃多了会头晕、上火，是偏温的。年份足的野生人参气是缓缓的，味是淡淡的，更接近《神农本草经》里记载的

人参。

　　生晒参，又叫园参或萝卜参，在大棚里种植，上化肥打农药。市场里生晒参一般都是 3～5 年的参，因为产量高，所以便宜。我自己去药材市场买过这种生晒参，5 年的比 3 年的个头更大一些，但即使这样价格还是比党参贵很多，一些药店以次充好，用的生晒参可能 3 年都不到，效果就更差了。

　　我们再说说比较好的人参。现在常用的好的人参就是指东北的林下参，一种是直接在山林中适合长参的地方撒种，自然生长，长十几年，这种林下参叫籽货，籽货人工野外播种自然生长，是最接近野山参的生长状态。另外一种叫趴货，不是直接将种子种植在山林中，而是先在参园里培育，让小人参长到 5～6 年，然后选择比较好的参苗，再移植到树林下，再长 10 年以上。这种人参的好处是成材率比较高，经过一次移植，后面的生长环境接近野生，自然生长。趴货又分为两种：一种是池床趴货，一种是林下趴货。林下趴货的价格要高于池床趴货。现在很多人还是用池床趴货冒充籽货销售，市面上的主流基本就是池床趴货。

　　好人参的参须相对细长而稀，参须上有很多珍珠点，珍珠点是聚气的地方，人参的气是往里收的。人参主补五脏，五脏藏精气而不泻，是一个收藏之象，就体现在它细长的须、珍珠点，守固，收藏。挖野参的都知道，人参一定要挖全了，断了一根腿，就卖不上价钱了，一根须都不能断。为什么呢？你看参的整体，这么大的一棵参，需要这么多根来养它，也就是这么多根刚好能把它身上的这股气守住，所以好的人参一定要整棵吃，气才是最自然、最圆融的状态，气足，向里收的力量也强。

　　人参在中医历史上是最著名的救命药，大失血、大汗、大吐泻等一切疾病导致的元气虚极欲脱，立即用大剂量上好人参一味煎浓汤即独参汤服用，可立挽狂澜，所以人参有大补元气、补津液的作用。

　　人参可"安精神，定魂魄"，人参植株的形状接近人形，好人参的气也非常接近人的五脏之气，能补气让人神安气定。

白术

《神农本草经》：味苦，温。主风寒湿痹，死肌，痉疸，止汗，除热，消食，作煎饵。久服轻身延年，不饥。

白术为菊科植物白术的根茎。干燥的根茎呈拳状团块，像握紧的拳头一样，所以说白术固守中焦的效果好。白术苦温且甘，脾苦湿，急食苦以燥之，急食甘以缓之。白术味苦而甘，既能燥湿实脾，又能缓脾生津。

白术可以止汗。太阴里虚，卫气化源不足不能固表所以汗出，而白术有固守中焦之力，可以补益脾气而止汗。一些医家用大量生白术治便秘，炒白术止泻的经验，可做参考。

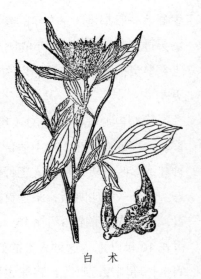

白 术

白芍

见"桂枝汤"篇。

我们看组方，看看附子汤和哪个方特别的相像啊？

附子汤和真武汤只差一味药，真武汤是把附子汤里面的人参替换成了生姜，真武汤也叫玄武汤。青龙、白虎、玄武、朱雀，真武汤就是玄武，临床应用非常广泛。这两个方只差一味药，方向上有变化，但是大的方向是非常类似的。这里面有一个组合，茯苓、芍药。苓芍剂的组合我们讲桂枝茯苓丸时就讲了，茯苓甘淡利水，芍药滋补营血，是一个水血同治的方根。方中还有茯苓和附子、茯苓和白术的组合，苓附剂、苓术剂都是经方里常用的温化水饮的方根。少阴有不同的层面，我们说少阴兼太阳是麻黄附子细辛汤，附子汤代表少阴夹湿，夹有水饮，同时有血痹、寒凝导致的瘀血，或者是寒凝导致的气血不通，所以它这里面有苓芍剂去调节水血，苓术、苓附剂去温化寒饮，去对治湿邪和水饮。然后是炮附子，炮附子偏于温通，既能温里阳，又走表阳，治疗里寒和表寒的症状，用炮附子是非常的恰当。

真武汤用生姜，生姜既能温中又能发表，附子汤把生姜换成人参，人参更加偏于补营血。附子汤和真武汤相比，附子汤更偏于温里，同时补营血、补津液。真武汤略微偏于解表，在温补肾阳、利水渗湿这个基础上偏于解表。实际上这两个方本身差别不是太大。

芎归胶艾汤

一、条文分析

师曰：妇人有漏下者，有半产后因续下血都不绝者，有妊娠下血者，假令妊娠腹中痛，为胞阻（漏），芎归胶艾汤主之。

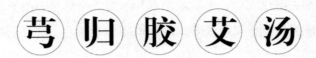

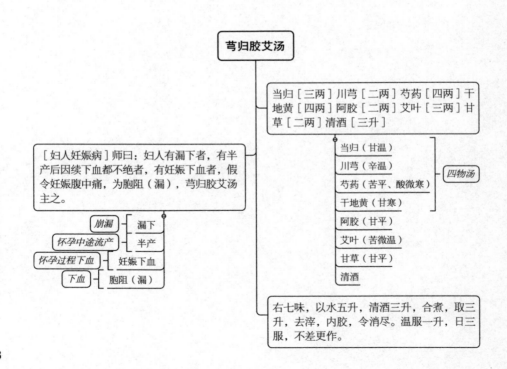

这个条文是一个排比句，"妇人有漏下者"，这个"漏下"即为崩漏。历代医家对"漏下"解释不太一样，有些医家认为不在正常月经期间的出血叫作"漏"，它主要就是女性经期异常量多的出血或非月经期间的出血。"有半产后因续下血都不绝者"，什么是半产？怀孕三四个月或者四五个月中途流产，流产以后出现的下血不止。妊娠下血这个就常见了，临床经常见到一些女性怀孕三个月左右突然出血了，就很担心胎儿能不能保住。在怀孕的过程中下血，一般还是在怀孕的早期，如果说调养得好，胎儿还是能保住的，调养得不好胎儿预后就不良了。"为胞阻（漏）"这个各个版本不一样，有的版本此处为"胞漏"。本条通过三个"有…者…"的排比句，总体上反映的还是一个下血的症状，很多女性常见的月经疾病只要病机符合都可以用这个方。在临床上各种出血、崩漏，包括西医诊断为子宫功能性出血，功能性出血简单说就是没有实质性的、器质性的病变出血，用芎归胶艾汤临床效果非常好。

我前一段时间用桂枝茯苓丸治一个女性崩漏，月经走后仍淋漓不尽，疗效非常好。我们说温经汤能治崩漏，芎归胶艾汤也能治下血，单纯崩漏也好、下血也好、淋漓不尽也好，妇人三篇讲完，百分之八十的方都能治这个症状。我们临床怎么用？所以最关键的是对条文病机的理解，单纯从条文上理解不了太多，条文说的都是不同时期、不同情况下出现下血或者崩漏的情况，所以我们现在来看组方。

二、组方分析

川芎　阿胶　甘草各二两　艾叶　当归各三两　芍药四两　干地黄四两

上七味，以水五升，清酒三升，合煮，取三升，去滓，内胶，令消尽。温服一升，日三服，不差更作。

川芎

《神农本草经》：味辛，温。主中风入脑，头痛，寒痹，筋挛，缓急，金创，妇人血闭，无子。生川谷。

川芎产自四川，四川的产量最多，所以叫川芎。川芎药用部分是块根，干燥后油性较少，气也较淡。

川芎的功能是行气，一般头痛用川芎的比较多，比如后世的时方川芎茶调散。川芎性味是辛温，发散的力大，气走得也快，走得急。它和当归比，当归比较沉稳，油性比较大、比较缓，而川芎不是那

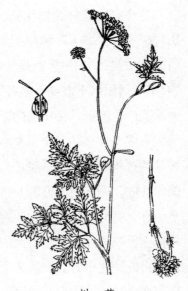

川　芎

么柔和的，它的气散得很快。那这么一说我们就去想象一下，川芎发散速度比较快，但是它的力度小、力度轻，就说它推动气血的力量小，当归比较慢，但是当归推动气血的力量比较大，这两个药各有特色，它们俩经常在一起配伍。比如在四物汤里，我们说四物汤补血，如果你不深入学习就认为这里面的四味药全是补血的，其实不是，它不是说简单地补血，它对血分有一种升发走窜通行的能力，既要养血又要控制它的量，量大了它可能还耗血，它对血的作用是一种动态的。

川芎散的力量强，气跑得快，耗血的力量也就大，缺少滋润的效果，所以血虚的时候要慎用。

阿胶

《神农本草经》：味甘，平。主心腹，内崩，劳极，洒洒如疟状，腰腹痛，四肢酸疼，女子下血，安胎，久服轻身，益气。

世界上第一部药典、唐朝政府颁发的《新修本草·卷第十五》中明

确地记载："阿胶，煮牛皮作之，出东阿，故名阿胶。凡有三种，清薄者，书画用。厚而清者，名为盆覆胶，作药用之。浊黑者，可胶用，不入药。"文献中明确无误地指出，当时的阿胶原料是牛皮，等级分三种，质量上乘者药用，其他等级作颜料或粘胶用。

所以《经方例释》的作者分析道："是唐宋以来，始有阿井水煎驴皮者，古阿胶即近世黄明胶。"文中说的黄明胶，就是牛皮胶。也就是说，在唐宋之前，阿胶用牛皮而不是驴皮做的。还有一部与《新修本草》同一朝代的中药著作《本草图经·卷第十三》也执同样观点："今时方家用黄明胶，多是牛皮。《本经》阿胶亦用牛皮，是二皮通用。"文中二皮指驴皮与牛皮。明代大医学家李时珍在《本草纲目·第五十卷》中，作了这样的总结："古方所用多牛皮，后世乃贵驴皮。"

按照中医传统和李时珍药典来说，廉价的牛皮黄明胶才是"正宗"，而驴皮阿胶是迫不得已的山寨替代品。但是黄明胶的价格和驴皮阿胶的价格却差了五六倍之多，而且目前国内阿胶已经形成了足够大的产业，阿胶的价格也越来越高。

驴皮真正取代牛皮成为阿胶原料，源于五代至宋时的"牛皮之禁"。牛皮在古代有极大的军事用途（制造甲胄、熬制弓箭用胶），战乱频繁的唐宋之交更是需求远大于供给。为了保障牛皮尽可能多地用于军事，官方下令严控民间买卖牛皮，统一由政府买断。清末李剑农《宋元明经济史稿》记载："五代时以牛革筋角为制造衣甲军器所需要，皆严禁出境。农民牛死，非经官验视，不得解剥，其革筋角皆输于官。"到了后期，人民甚至可以将牛皮作为赋税上缴。由此，牛皮成了稀缺的原料，人们便渐渐以驴皮代牛皮，作为制造阿胶的原料。到了后来，牛皮熬制的胶以"黄明胶"称之，而阿胶就用来专指驴皮胶。

阿胶的主要成分是胶原蛋白，对人体有一定的补益作用，但单味阿胶并不像宣传的那样有那么好的补血作用。甘能补益，还是应该在临床合理配伍去发挥阿胶补津补血的作用。

甘草

见"桂枝汤"篇。

艾叶

《本草经集注》：味苦，微温，无毒。主灸百病，可作煎，止下痢，吐血，下部匿疮，妇人漏血，利阴气，生肌肉，辟风寒，使人有子。

在我们北方，每到端午节物业公司的工作人员会给每家每户送艾叶，把艾叶挂在门上避邪。艾叶特别芳香，而且叶背面还有小白毛。艾叶是我们做艾灸的原料，它的性味是苦、微温，芳香、柔和，在这个方里有温通暖胞宫的作用，还有芳香化浊的作用。

艾叶也是我们中医用来做艾条的原材料，因为艾叶有缓缓疏通的力量，有柔和的通行之力。

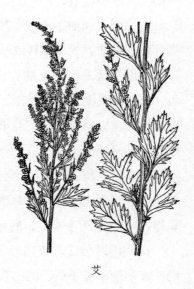

艾

当归

《神农本草经》：味甘，温。主咳逆上气，温疟，寒热，洗在皮肤中。妇人漏下绝子，诸恶创疡金创。煮饮之。

当归的生长环境怎样呢？有个地方盛产当归，叫甘肃岷县，产出的当归叫岷当归。甘肃属大西北，再往西就是新疆，特别偏远，在这个地方农作物长得并不是很好，生长周期也非常短。当归生长一般需要三到五年，现在我们用的

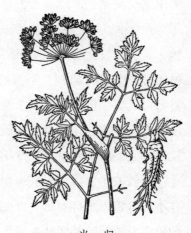

当归

基本上是五年以上的，三年左右的就特别小。那刚才说了，当归的生长环境不是太好，它长这么多年长得也不大，但其实里面蕴含的力量是比较足的，也就是油性比较足，你切开后就能看到。我们一般说它的功用主要是疏肝养血，它有一种比较柔和的、往上走的、升发的力量，既能养血同时能活血。当归使用量小的时候通过疏肝的作用能很好地养血，但是如果量特别大，往上升发的力量就大了，升发的力量太大就会耗阴血。我想如果我们这么去理解这个药就全面了，而不是像教材里说的这味药补血，你脑海里它可能跟阿胶一样，喝了之后就能补很多的血，很多人会被误导，拿它当个补药，实际上不是。刚才讲如果量大吃多了它还耗血，也就是量小的时候本身有滋养、疏肝、升发的作用，能让血液更好地在体内运行去濡养肢体，反之量大则升发的力量太大，它还能耗血，所以说它本身不是一个补血的，在剂量不同的时候它对血的调节作用也不一样，但它确实是血药，跟血的关系很密切。

当归身偏于补血滋润，当归尾偏于活血通破，补血活血用全当归。

芍药

见"桂枝汤"篇。

干地黄

《神农本草经》：味甘，寒。主折跌绝筋，伤中，逐血痹，填骨髓，长肌肉，作汤，除寒热积聚，除痹，生者尤良。久服，轻身不老。

地黄是玄参科植物地黄的新鲜或干燥块根，根茎很肥大。干地黄是生地黄直接晒干，生地黄特别黏、细腻，煎出来的药液都是纯黑色的，熟地黄可能更

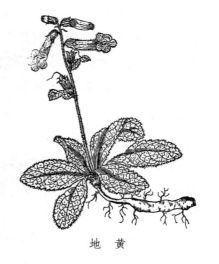

地黄

黑。地黄黏腻汁多，能滋阴补津液，它是偏凉的，性味是甘寒，这种甘寒最大的好处是既补津液、补血，同时又能清阳明的虚热。

这个组方里没有典型的经方方根，但是包含了两个非常著名的时方，一个是四物汤，一个是佛手散。四物汤是补血的一个方，有白芍、当归、地黄、川芎四味药。芎归胶艾汤是在四物汤的基础上加了阿胶、艾叶、甘草，服用的时候用清酒三升合煮，清酒能加强药物通行走窜的力量。当归和川芎组成佛手散，它是妇科里一个专门催生的方子，小孩生不下来，这个汤药喝了以后就像佛祖拿手轻轻一推，小孩就顺利地生了。

那我们来看一下，四物汤里真正补血、补津液力度最大的还是地黄，而当归、川芎、芍药是对血液的调节作用更多一些，这恰恰符合中医的思想，包括仲景的整个理论体系，只有这样的配伍才能真正地把药效发挥出来，而不是单纯地说那个药补血吃进去就行了。

这么一讲，大家是不是清楚了一些？芎归胶艾汤实际上还是一个补血、和血、养血、调血的组合。甘草既能补津液还能调和诸药，加上清酒再进一步加强这些调血药的运行速度、走窜的力量。

芎归胶艾汤整个方势我们清楚了，接下来我们讲更关键、更具体的临床应用。芎归胶艾汤是在"妇人妊娠病"里的，妊娠的妇人本身气血会偏虚一些，再从用药组方上看它也是偏于补益，所以说它在临床上用在一些虚性的瘀血。这样的妇人腹部按压是柔软无力的，如果说腹部很硬或者说膨满的那很有可能要用温经汤，也可能要用桂枝茯苓丸，这些都是临床的指征。你首先要抓大方向，一定是一个虚性的瘀血，从寒热的角度她肯定腹中虚寒，它是用艾叶去温的，这里又有地黄，而且地黄的量挺大，也就是说她还有阳明的一些热结，患者是寒热错杂的。我们看川芎的用量比较少，二两，川芎通行走窜的力量、耗散的力量比较大，所以用量不能太大。

这个方基本讲完了。我再强调一下，单纯从大的方向，不管是崩漏也好，下血也好，这样的患者我们首先从虚实去考虑。如果这个人一看体质特别虚弱那我们就可以考虑这个方向，反之挺壮实的那你就要考虑其他活血化瘀力度更大一些的方子。这是大的方向，然后在细节上你对这几味药的性味要熟练地掌握，对治疗临床的各种症状才能更加准确。

当归芍药散

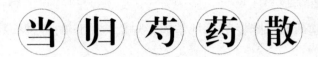

一、条文分析

【妇人妊娠病】妇人怀妊，腹中疠痛，当归芍药散主之。

【妇人杂病】妇人腹中诸疾痛，当归芍药散主之。

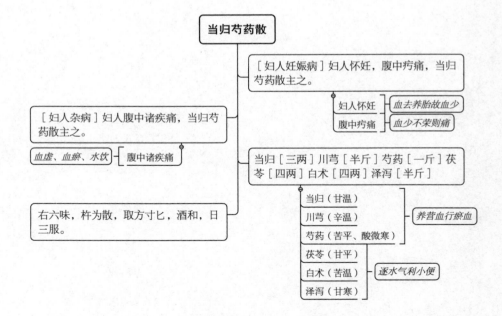

当归芍药散

[妇人妊娠病]妇人怀妊，腹中疠痛，当归芍药散主之。

妇人怀妊 — *血去养胎故血少*
腹中疠痛 — *血少不荣则痛*

[妇人杂病]妇人腹中诸疾痛，当归芍药散主之。

血虚、血瘀、水饮 — 腹中诸疾痛

当归 [三两] 川芎 [半斤] 芍药 [一斤] 茯苓 [四两] 白术 [四两] 泽泻 [半斤]

当归（甘温）
川芎（辛温）
芍药（苦平、酸微寒）— *养营血行瘀血*
茯苓（甘平）
白术（苦温）— *逐水气利小便*
泽泻（甘寒）

右六味，杵为散，取方寸匕，酒和，日三服。

"妇人怀妊，腹中疠痛，当归芍药散主之"，妇人怀孕后血要去养胎，所以说怀孕的妇女本身会有血少、血虚的情况。"腹中疠痛"是因为血少，不荣则痛，这只是一个大的方向，也可能是寒凝疼痛。下一条说了"妇人腹中诸疾痛，当归芍药散主之"，我在思维导图里面做了分析，可能有血虚，可能有血瘀，也可能有水饮，疼痛的原因是很多的，条文中症状真正的病机还需要从组方来反推。

二、组方分析

当归三两　芍药一斤　茯苓四两　白术四两　泽泻半斤　川芎三两
上六味，杵为散，取方寸匕，酒和，日三服。

当归

见"芎归胶艾汤"篇。

芍药

见"桂枝汤"篇。

茯苓

见"附子汤"篇。

白术

见"附子汤"篇。

泽泻

《神农本草经》：味甘，寒。主风寒湿痹，乳难。消水，养五脏，益气力，肥健。久服耳目聪明，不饥，延年，轻身，面生

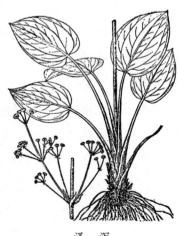

泽泻

光，能行水上。

《本草经集注》中说其味甘、咸，寒。泽泻是多年生水生或沼生草本植物。泽泻生长在湖泊、河湾、溪流、水塘的浅水带，或者沼泽、沟渠及低洼湿地，所以泽泻利水力强，比茯苓利水更为迅速，力度更大。《金匮要略》里泽泻汤，泽泻五两，白术二两，治"心下有支饮，其人苦冒眩者"。泽泻汤治眩晕，主要起作用的是泽泻，泽泻利水降逆作用强。

川芎

见"芎归胶艾汤"篇。

我们看当归芍药散这个组方里，六味药阵营非常明显，当归、川芎、芍药，这是什么呀？是不是和刚讲完的芎归胶艾汤比较类似，也就是四物汤去了一味地黄，当归、川芎、芍药这个组合我们在上一个方中讲得非常详细，是一个养血活血的组合，叫养营血行瘀血。这里面芍药的量特别大，芍药用了一斤，既能行血、补血同时能缓急止痛，它治的主要是腹中痛这个症状。芍药的用量，如果说太阴有问题你要减量，而这里面芍药量大，说明太阴的问题不严重，重点是要养血行血。

我们看下面三味药，茯苓、白术、泽泻，这是什么呀？这是非常经典的一个利小便或者是逐水、利水的组合，基本上是五苓散一半的方根。我们从用药、组方上就很容易理解这个病机了，首先是出现了月经的问题，紧接着就看患者有没有一些水饮的指征，比如说在临床上通过问诊或望诊了解患者有没有眼皮肿，有没有晨起手胀，你会发现很多女性都会有这些问题。这种水饮或者是有小便不利，甚至有些腿都是肿的，这时用当归芍药散临床疗效非常好。当归芍药散总的病机叫血亏水盛、水血同病。体内总的血量减少了，那水就相对增多了，月经可能会出现经色变浅、经量变少，这都是当归芍药散的一些指征。当然最重要的是患者有很明显的一个水病，有一个水饮。那我们看它和我们刚讲过的芎归胶艾汤有什么区别呀？其实主症都是相似的，但是芎归胶艾汤除了有归、芎、芍之外，它还有地黄、阿胶、艾叶，也就是说它止血的力量和补血的力量更大一些，而当归芍药散除了芎、归、芍，就是茯苓、白术、泽泻，所以说它利水的力量大一些。当归芍药散除了调节月经和治疗女性的腹痛，对治水饮也是非常明显的，比如有一些心悸、头晕症状，甚至我刚才说的一些典型的水饮的症状，都能很好地对治。这个组方治疗的方向是在活血补血的同时去利水，把多余的水饮利下来。

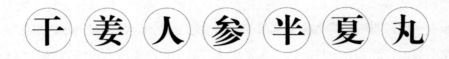

一、条文分析

妊娠呕吐不止，干姜人参半夏丸主之。

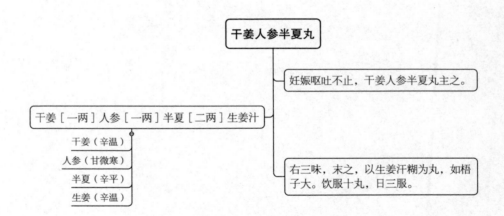

"妊娠呕吐不止"，中医里妊娠的呕吐又叫恶阻。我们回想一下生活中的经验，多数女性在怀孕第二个月左右就会出现呕吐，大概到第三个月左右就自然消失了。这首先是一个生理现象，每个人的反应不一样，如果呕吐不严重，不必太担心，但如果呕吐反应特别强烈，频频剧烈呕吐，甚至食入即吐，同时还伴有一些其他的症状时，就需要治疗了。从西医来解释就是子宫受孕以后各种原因引起的一种反射刺激，由呕吐的中枢传达到胃壁的迷走神经，然后就出现了怀孕期间呕吐的症状。在《金匮要略》里张仲景给了我们一个解决方案，"干姜人参半夏丸主之"。

二、组方分析

干姜　人参各一两　半夏二两

右三味，末之，以生姜汁糊为丸，如梧子大。饮服十丸，日三服。

干姜

《神农本草经》：味辛，温。主胸满咳逆上气，温中止血，出汗，逐风，湿痹，肠澼，下利。生者尤良，久服去臭气，通神明。

生姜、干姜它们都来源于同一种植物，也来源于同一个部位，那它们的区别究竟在哪里？生姜在栽培的过程中，需要三天两头给它培土，把它掩埋，由于它是根茎，根茎都有趋光性，所以越掩埋，生姜越往上长以获得阳光，这样做的后果就是生姜越长越长，越长越大。我们去市场买生姜，那种新鲜的仔姜个头都挺大，里面的纤维很少，很嫩很脆，晒一晒就皱缩了。干姜不同，干姜栽培过程中是不培土的，因此它的个头较小，内在成分积攒下来，沉淀的就较多，质地较沉重，即使在太阳下晒，也不怎么萎缩。生姜和干姜的区别就不仅仅是里面含水量的多少，而是栽培方法不同，因此功效也各不相同。

干姜温胃的效果好，因为是老姜嘛，气流通的慢一些，但力量大，局部气流通很快，可温破、温通。生姜虽然也辣，但比较柔和，走窜的快一些。干姜劲儿大，走得慢，生姜跑得快，劲儿小，所以生姜发汗更快，但如果温中，一定是干姜好。有医家总结，叫"生姜走而不守，干姜能走能守"。

人参

见"附子汤"篇。

半夏

《神农本草经》：味辛、平。主伤寒，寒热，心下坚，下气，喉咽肿痛，头眩胸胀，咳逆肠鸣，止汗。

半夏从品种上可以分为两类，一类叫旱半夏，一类叫水半夏。旱半夏是在旱地生长的一种半夏，水半夏是在湿地，在水比较多的环境下生长的。这两种半夏在质量、价格上有所差别。药力、药劲比较大，比较纯正的是旱半夏，生的旱半夏是有毒性的，这在药典上有记载。水半夏药力小，价钱也便宜，现在药店里基本上都是水半夏。

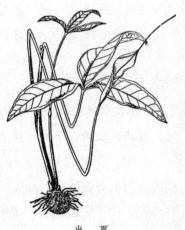

半　夏

临床上从是否炮制的角度也可以分成两类，即生半夏和制半夏。制半夏又可以分为姜半夏、清半夏和法半夏。姜半夏、清半夏都是以白矾为主炮制，姜半夏炮制时里面还加了一些生姜、甘草。法半夏是以石灰为主炮制，这是大概的分类。水半夏本身已经没什么劲了，又对它进行了一个炮制，很多医家评价这种所谓的法半夏、姜半夏、清半夏，就是一堆没有用的药渣子。那我也比较认同这个说法，所以我自己临床上用的是生的旱半夏。旱半夏是半夏的球状根茎，把皮去掉了，在实际使用的时候，有的是球状的。我开始使用的时候也是球状的，后来从药商那里进的是切片的，最理想是直接打粉，这样的话，有效成分析出更多一些。现在我进的主要是切片的，切片的药性发挥得更好一些。

半夏在《神农本草经》里记载性味是辛、平，也有医书记载半夏的性味是生寒熟温。在我们使用的时候呢，它的性味，尤其生的旱半夏，我个人理解还是偏于辛温。

讲到这里，我给大家讲一个医疗事故，非常值得借鉴。我们自己开诊所也好，给别人开中药也好，医疗最大的一个问题是安全问题。这个事件就与半夏有关，大体过程是这样的：北京的一个医馆，医生给患者开了一副药，里面有一味半夏，他写的是"半夏40克"，没有写法半夏、清半夏，那你前面不加的话，可能默认理解为生的半夏。他这个方的药量挺多，药味也挺多，患者吃了7天药后提出药效不明显，医生又给开了3天的药，并提醒如效不显及时去医院就医。后来这个患者上医院做检查，就发现了尿毒症、肾衰竭。他认为是中药方中有的药有毒性且超量导致肾损伤，所以将医馆告上法庭，最后法院判赔是四百多万。那我们现在分析，我个人的观点，认为这和中药没有什么关系，而恰恰是得病的时间点和所谓的中药药典里对生半夏用量的记载和规定让"其可能性不能排除"。总之，法院一审判医馆总计赔四百多万，医馆方也不服，提起上诉，最后二审维持原判。我觉得这个对我们从事中医临床的人还是有很大的借鉴和参考意义。有的医家附子量用得很大，有的医家细辛量用得大，那么都是在自己一个确有的经验上，他知道这个药物的属性，而不是靠我们胆大。我讲这个事情就是提醒我们医生，用药要建立在自己的经验上，但更要遵守现行法律法规，保护患者和自身的权益。

在这里给大家分享一个小经验。这一段时间我们北方刚刚进入秋季，很多人都出现了秋燥的一些表现，比如说牙龈肿、嗓子肿、上火，尤其一些有慢性咽炎的人，嗓子一下就肿起来了。半夏这个药，对治咽炎或者是嗓子脓肿、其他脓肿是非常有效的。这两天我在门诊也用，效果反映很好。具体是用生的旱半夏，我之前是随意拿了一把，后来有个患者称量了一下，大概拿了3克，我告诉他一次用1克，我在医馆里用捣罐给他打成粉，很容易。我让患者回家以后兑点鸡蛋清，拿滚开的水冲一下，一定要用滚开的水，因为生半夏是有毒性的，但是如果给它煎熟了，可能劲又没有了，所以用滚开的水冲一下，放凉以后或者是温水的时候，在嗓子里含几分钟，再咽下去，也就是让药直接刺激到嗓子，尤其是嗓子肿起来时。半夏有辛温这么一个属性，如果说嗓子没有毛病，按我刚才说的那个方法，那你的嗓子就得肿起来，这就是半夏的特点。我们说是药三分毒，药是治病纠偏的，如果你有病，药就是有价值的东西，它能祛除病邪，药物和病邪一正一负，反之没有病的人去服有偏性的中药，药就变成毒了。你嗓子不肿，含服它，嗓子可能就肿起来了，而你嗓子肿，它到这个位置发挥作用，正好对治，能消肿。半夏是辛温的，嗓子肿是说有火，那怎么解释它消肿这个道理？那是因为很多人嗓子肿里面是有寒湿的，是寒热错杂的，用清热解毒疗效并不好，而半夏恰恰对治这部分寒湿。

生姜

见"桂枝汤"篇。

干姜人参半夏丸这个方本身是三味药，用丸剂加生姜汁糊为丸，如果用汤剂就是四味药。这个方能治疗哪个类型的呕吐？我们看一下，大家能不能把它拆解一下啊？这里包含了哪些子方？很明显能看出来，首先是小半夏汤、半夏加生姜。小半夏汤的病机是什么呀？"诸呕吐，谷不得下者，小半夏汤主之"，还有"呕家本渴，渴者为欲解，今反不渴，心下有支饮，小半夏汤主之"。小半夏汤本身就是治疗呕吐的，呕吐的病机是"心下有支饮"。

我们再看这里还有一个什么方根？半夏干姜散，在《金匮要略》"呕吐哕下利"里。"干呕，吐逆，吐涎沫，半夏干姜散主之"，总观这个方是比较全面的，里面两个小子方也都是治呕吐的，它在这两个子方的基础上又加了人参。在《神农本草经》里好的人参是甘、微寒的，但现在我们东北种植的人参性反倒偏温了，所以整个组方是偏温的，它应该是有一个寒饮在胃脘而令呕吐不止。总的来说就是以干姜散寒，半夏、生姜止呕，人参补津补气和胃。如果用一句话来概括它的病机，就是妊娠中焦虚而有寒饮，所以仲景设了一个干姜人参半夏丸，考虑得也比较全面。

这个方就讲到这儿，整体来说还是比较简单。我们需要注意的是仲景在妊娠篇里设的这些方，肯定不仅仅是妊娠可以用，其他方面只要是病机符合也可以用。妊娠期间血去养胎，妇人本身可能有血虚，临床如果患者的体质气血也比较虚，那当然也可以用这些方。

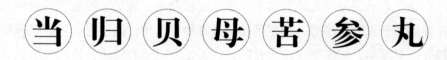

一、条文分析

妊娠小便难，饮食如故，当归贝母苦参丸主之。

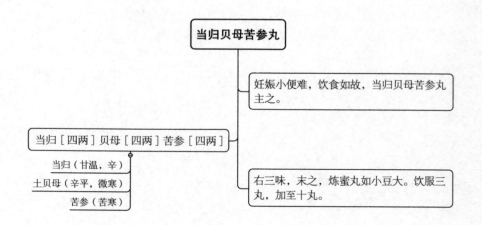

我们看条文，"妊娠小便难，饮食如故，当归贝母苦参丸主之"，后面还有一行小字，"男子小便难，加滑石半两"。条文给出的症状比较简单，"饮食如故"说明病在下焦，以下焦的问题为主。这个方临床应用较广泛，我们先看它的组方。

二、组方分析

当归　贝母　苦参各四两

上三味，末之，炼蜜丸如小豆大。饮服三丸，加至十丸。

当归

见"芎归胶艾汤"篇。

贝母

《神农本草经》：味辛，平。主伤寒烦热，淋沥邪气，疝瘕，喉痹，乳难，金创，风痉。

贝母为多年生草本植物，其鳞茎供药用，因其形状得名，《本草经集注》说"形似聚贝子"，故名贝母。贝母分成三种，分别是川贝母、浙贝母、土贝母，我在经方里很少用贝母，时方里贝母是止咳平喘的一个常用药。川贝母的价格是极其昂贵的，可以说是珍品了，现在每千克在5000元以上。浙贝比较便宜，土贝母就更便宜了。川贝母、浙贝母和土贝母还是有差别的，川贝母、浙贝母属于百合科的，土贝母属于葫芦科的。这个方里我用的是土贝母。土贝母味苦微寒，它主要的作用是清热解毒消肿、消痈排脓，还有通乳的作用。

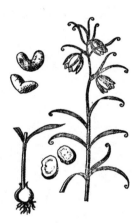

浙贝母

苦参

《神农本草经》：味苦，寒。主心腹结气，癥瘕积聚，黄疸，溺有余沥，逐水，除痈肿，补

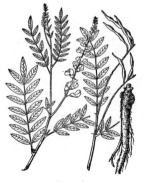

苦参

中，明止，止泪。

苦参是豆科植物苦参的根，长在山坡草地、平原、路旁、沙质土壤地的向阳处。口尝的话特别苦，所以清热燥湿力强，苦寒容易败胃气，在药方里如果用苦参要注意顾护脾胃。

当归贝母苦参丸的药物配伍比较有特点，这里面两寒一温，两个辛开，一个苦降。辛开苦降可以散结，临床上除了治疗咱们条文说的"小便难"，它也能治如女性排尿疼痛或尿道口肿胀疼痛这类问题，疗效非常好。男性的急性前列腺炎，症状比五苓散证和猪苓汤证都重，用时要加滑石。从用药组方我们可以很好地理解，这个"小便难"应该属于膀胱热瘀，湿热郁结。当归养血行血，苦参可以利窍逐水，散热结，除湿热。

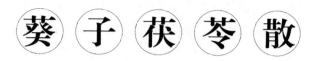

葵子茯苓散

一、条文分析

妊娠有水气，身重，小便不利。洒淅恶寒，起即头眩，葵子茯苓散主之。

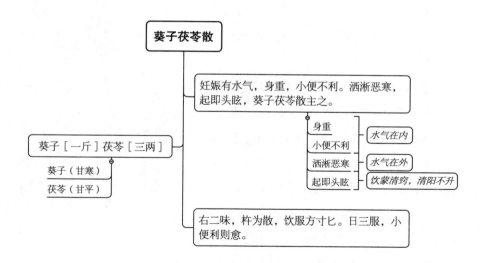

"身重，小便不利"，这都是体内有湿邪有水饮。"恶寒"也可以说表有饮邪。"起即头眩"，我们回想一下之前学过的经方，有哪些说到了"头眩"啊？有"起则头眩"的苓桂术甘汤，有"食即头眩"的茵陈蒿汤，还有真武汤的"头眩，身瞤动"，桂枝芍药知母汤的"头眩短气"。"头眩"的条文比较多，这些条文我们要熟练掌握。"起即头眩"我们去想象一下，平常头晕不是很重，也就是身体安静时水饮也是相对静止的，只要一起身，一动，水饮就跟着动，正常流通的清阳之气被水饮蒙蔽，阳气没有跟着升上来，就出现了"起即头眩"。我在病机里说叫"饮蒙清窍，清阳不升"。

二、组方分析

葵子一斤　茯苓三两

上二味，杵为散，饮服方寸匕，日三服，小便利则愈。

葵子

《神农本草经》：味甘，寒。主五脏六腑，寒热羸瘦，五癃，利小便。久服坚骨长肌肉，轻身延年。

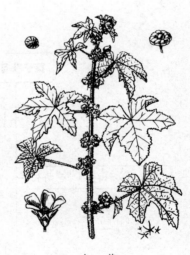

冬 葵

葵子即冬葵子，为锦葵科植物冬葵的种子，有泄水利窍之功。《本草崇原集说》云："葵性寒滑，似非孕妇所宜，何以《金匮》治孕娠水气，用葵子茯苓散？修园曰，有病则病当之也。《千金》以参、术等驾驭其间，愈觉平妥。"仲景用葵子仅见于本方，本品性寒滑利，临床应用是否适合妊娠，是否需要其他药物佐制，还需进一步临床实践验证。

茯苓

见"桂枝茯苓丸"篇。

葵子是甘寒的，茯苓是甘平的，那从症状来看我们用五苓散行不行？或者用我们之前学过的一些利水剂行不行？这个有待大家临床去验证。仲景用葵子仅见于本方，也可以说是仲景给我们提供的治妊娠水气病的专方，有机会在临床上也可以去实践一下，看看效果怎么样，从条文看三焦都有水饮，有溢饮可能也有支饮。

当归散

一、条文分析

妇人妊娠，宜常服当归散主之。

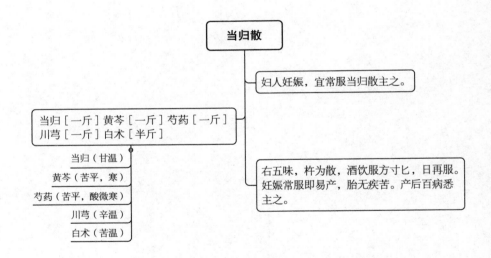

"妇人妊娠，宜常服当归散主之"，从语气和条文来看，这是属于一个安胎的专方。在《金匮要略》里把当归散和白术散定位成安胎的专方，但是在妊娠篇里我们之前讲的那些方，包括当归散和白术散，不是妊娠我们也可以用。我出门诊时有些人想保胎、养胎，问有没有办法，那如果没有学过或者没有这个概念你还真没思路，就只能去对症了。如果我们把当归散、白术散学习了，可能就有一个方向了，但也不是说养胎你就一定要用当归散、白术散。当归散正常临床应用也比较广泛，是比较重要的一个方子。我们看服法里也强调了"妊娠常服即易产"，这就是一个保胎的方，"胎无疾苦，产后百病悉主之"。

二、组方分析

当归　黄芩　芍药　川芎各一斤　白术半斤

上五味，杵为散，酒饮服方寸匕，日再服。妊娠常服即易产，胎无疾苦。产后百病悉主之。

当归

见"芎归胶艾汤"篇。

黄芩

《神农本草经》：味苦，平。主诸热黄疸，肠澼，泄利，逐水，下血闭，恶创疽蚀，火疡。

市场上黄芩主要有两种，颜色浅的是普通的黄芩，颜色深且中间有空洞的是枯芩。两种药在药性和价格上有差别，枯芩药性较强，价格也比较贵，药力也比较大，我自己在临床上用的是枯芩。

黄芩用药部位是根部，它是多年生的，能长好多年，年头长了以后，里头就枯了，有空洞，就是枯芩。临床上以枯芩为好，它比较老，质地也疏松，气松散些。

黄芩在《神农本草经》里面的性味是苦平，后世认为它更是一个苦寒的药，确

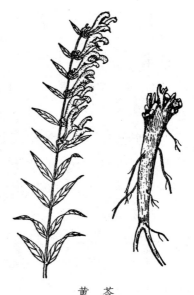

黄　芩

实寒性比较大。黄芩是阴旦汤的主药，阴旦主阴出，主散热，把热排出体外。黄芩味苦，苦味的药能降，有下行的力量。我们认为它更加能清上焦的热，比如在泻心汤里面用的黄芩，主要是对治上焦的热。当上焦有郁火的时候就产生热。什么是郁火啊？气郁则化火，气郁得多走不动了，成了火，这就是我们所谓的火，实际上就是一股气郁在那地方不动了。郁在上边，它下不去，就需要有一种力量来拉动它，带着它往下走，黄芩恰好能起到这个作用。苦寒的药是偏于收藏和凝聚的，它会伤津液，有燥的作用，所以当我们体内津亏很严重的时候，用苦寒的药物你是要有考量的。这些药物的性味，对上了，它就发挥作用，反之它都有自己的不良反应，所以对药物的性味一定要有所了解。

芍药

见"桂枝汤"篇。

川芎

见"芎归胶艾汤"篇。

白术

见"附子汤"篇。

当归散这个方子的组成是不是很熟悉啊？当归、芍药、川芎，差一味地黄就是四物汤，和我们之前讲的当归芍药散里面这三味药是不是非常一致？只不过当归芍药散里后面是茯苓、泽泻、白术，在当归散里把茯苓、泽泻换成了黄芩。这两个方可以在一起对比一下，整个方的方向就显而易见了，也就是说它们调血的、养血补血的几味药是一致的，但是把利水的茯苓、泽泻换成了清热的黄芩，加上白术健脾祛湿。在妇人怀孕的时候有热也是比较常见的，这种热往往是津血不足产生的虚热，当然你用到黄芩有可能虚热已经转实。朱丹溪把黄芩、白术称为安胎圣药，很重视它们在安胎中的作用，所以在《丹溪心法》里总结是什么呢？叫"瘦人血少有热"。在《医宗金鉴》里也说叫"妊娠无病不须服药，若其人瘦而有热，恐耗血伤胎，宜常服此以安之"。我觉得这个能帮助我们理解，但不必拘泥，特别是这个人"瘦而有热"，但确实是要有热，因为这里面有黄芩。

下面我们讲白术散大家从组方就可以看出来，这两个方一个对治热，一个对治寒，这样我们在临床上只要分清寒热，养胎就可以以这两个方为主方。在《古今录验》里有一个方，叫"疗妊娠，猝得心痛欲死，术汤方"。术汤方是哪三味药呢？就是白术、茯苓、芍药。如果从这个角度我们看当归散是不是在术汤方的基础上又加了川芎和当归。川芎和当归叫佛手散，当归、川芎、芍药、生地黄又是四物汤，白术、黄芩、芍药又是术汤方，其实这些配伍在妊娠安胎都是常用的，如果我们把这些组合在临床应用上用得很熟练，你就可以对这个领域的疾病得心应手了。

白 术 散

一、条文分析

妊娠养胎，白术散主之。

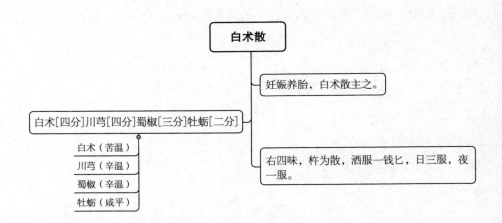

"妊娠养胎，白术散主之"，从条文看这还是一个养胎的方，但从组方来看就知道白术散和当归散是两个方向了。

二、组方分析

> 白术四分　川芎四分　蜀椒三分，去汗　牡蛎二分
> 上四味，杵为散，酒服一钱匕，日三服，夜一服。

白术

见"附子汤"篇。

川芎

见"芎归胶艾汤"篇。

蜀椒

《神农本草经》：味辛，温。主邪气咳逆，温中，逐骨节皮肤死肌，寒湿痹痛，下气，久服之，头不白，轻身增年。

蜀椒又称川椒，也是我们生活中常用的调料花椒。首先要区别开花椒和椒目，花椒是指成熟的果皮，是红色的，椒目指花椒的种子，也叫川椒目，呈圆形或半圆形，棕褐色或黑色。药用的蜀椒指的是红色的外壳，也就是果皮的部分，但是有些人没把果皮和果实分开，也就是椒红与椒目混用，是不对的。

蜀椒主要产自四川所以又叫川椒，都是长在比较冷的地方，相对来讲气温比较偏低的地方，所以是辛温的，而且辣中带麻。

蜀椒能"主邪气咳逆"，我们看蜀椒植株和果实的形状非常像一串串的肺泡，取类比象，所以蜀椒有很好的止咳平喘作用，对治的主要是寒邪久积于肺，通过蜀椒辛温之性，发散寒邪从而达到止咳平喘之功。

牡蛎

《神农本草经》：味咸，平。主伤寒寒热，温疟洒洒，惊、恚、怒气，除拘缓，鼠瘘，女子带下赤白。久服强骨节，杀邪鬼，延年。

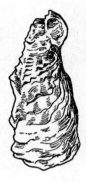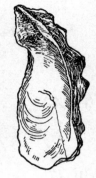

牡蛎

牡蛎是动物牡蛎的贝壳，生在海里所以味咸，咸能软坚，有化痰软结散结的功效。贝壳含较多矿物质，性沉降，可以镇静安神。

白术散组方里的白术、川芎，这两味药在当归散里也有，能健脾祛湿、行气活血。蜀椒是辛温的，牡蛎是咸寒的。《医宗金鉴》里是怎么说呢？"妊娠妇人，肥白有寒，恐其伤胎，宜常服此"。那这么一说，"瘦而有热"是当归散，"肥白有寒"就是白术散，我觉得这个可以帮助我们理解，但不能绝对。我们要根据患者的具体情况，分析底层病机，但确实两个方子在安胎的方向上是一寒一热，只要是对证准确应该可以起到好的作用。

白术苦温且甘。脾苦湿，急食苦以燥之，急食甘以缓之。白术味苦而甘，既能燥湿实脾，又能缓脾生津。蜀椒是辛温的，辛温燥土，主要对治的是中焦有寒。牡蛎在《神农本草经》里性味是咸平，但它也是偏寒的。这个方里白术、川芎、蜀椒三味药是温的，牡蛎在整个方里是以寒制热，综合方子的方向，它本身又能消瘀散结，用在养胎也非常的合适。

妇人产后病脉证治

第二十一

妇 人 新 产 三 病

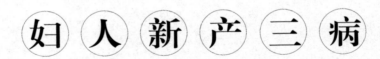

　　问曰：新产妇人有三病，一者病痉，二者病郁冒，三者大便难，何谓也？师曰：新产血虚、多汗出、喜中风，故令病痉；亡血复汗，寒多，故令郁冒；亡津液，胃燥，故大便难。

　　在讲新产妇人三病前我们思考一个问题，就是咱们现在临床上妇人产后病经常见到的都有哪些？比如说产后风、产后的腰痛，还有发病率更高的产后抑郁，总之不同的分类方法有很多不同的病名。那么《金匮要略》这个新产妇人三病在现如今多不多见？我们先来看看《金匮要略》里新产妇人三病是什么，"一者病痉"，"痉"是什么啊？在《金匮要略》里有个"痉湿暍"篇，专门讲痉病，痉病是津液缺乏出现的类似于抽搐、抽筋或者筋脉拘紧这样一类疾病。第二个"病郁冒"，郁冒我们可以理解为眩晕或头晕、晕厥。第三个是"大便难"，大便难在现代新产妇也比较常见。这三个症状的主要病机是新产血虚，亡血、津液不足又大汗出，是血虚或津液不足导致的不同的病理阶段或者是不同方向的症状。它总的病机是一个，就是血虚或津液的不足。

　　我们现代的产后病不见得都是《金匮要略》里的新产三病，但是可以从这三个方向的用方思路去考虑，包括产后抑郁。产后抑郁一定是和情志有关系，现在大部分产妇是独生子女，产妇跟婆婆之间、家庭之间还是有很多问题，她可能会产生一种焦虑，但是也跟她新产的体质，即血虚和津亏有关，可能把血虚津亏的问题解决了，产后抑郁也能随之而解，所以说我们学习最主要的是学习这种病机和思路，在临床上一定要灵活地运用。

痉病在"痉湿暍"篇里第一个方就是栝楼桂枝汤，栝楼桂枝汤是桂枝汤加上栝楼根。栝楼根又叫天花粉，它是补津液的一个药。"太阳病，其证备，身体强，几几然，脉反沉迟，此为痉，栝楼桂枝汤主之"，这里描述的痉病还没有达到强直那么严重的程度，但它也是一种拘急，筋脉拘急，因为患者津亏，筋脉失于津液的濡养而出现筋脉拘急的症状。"太阳病，无汗而小便反少，气上冲胸，口噤不得语，欲作刚痉，葛根汤主之"，葛根汤对治的是刚痉，如果说有汗，叫柔痉，就用桂枝加葛根汤主之。我之前治过一个典型柔痉的案例，就是小儿的抽动症，患儿的表现是挤眉弄眼或抖动、脖子抽动。那个小孩是有汗的，用的桂枝加葛根汤，疗效非常好，吃了一周以后这些动作减轻很多，这个在临床应用还是非常广泛的。在"痉湿暍"篇里治疗痉病最后一个方是大承气汤，"痉为病（一本痉字上有刚字），胸满口噤，卧不着席，脚挛急，必齘齿，可与大承气汤"。我们说大承气汤是泻下的，因为津亏导致肠中有燥屎，大承气急下存阴，只有通过这种通腹泄下才能让津液得以恢复，这个也是侧重点不同，我们了解一下就可以了。

小 柴 胡 汤

一、条文分析

　　产妇郁冒，其脉微弱，不能食，大便反坚，但头汗出，所以然者，血虚而厥，厥而必冒。冒家欲解，必大汗出。以血虚下厥，孤阳上出，故头汗出。所以产妇喜汗出者，亡阴血虚，阳气独盛，故当汗出，阴阳乃复。大便坚，呕不能食，小柴胡汤主之。

　　妇人产后有三病，病痉、郁冒、大便难。这一小自然段说的是郁冒兼大便难，这种情况怎么办？临床有个误区，有些人看到既有小柴胡汤证，大便还是干的，他就直接上大柴胡了，实际上这就是思路太粗线条了，不符合经方的逻辑。不是说小柴胡汤证加大便难就是大柴胡汤证，这个理解完全偏了，仲景在这里给我们指明了方向和思路，怎么样啊？你就要先用小柴胡汤然后用大承气汤。

　　我们来细看条文，小柴胡汤本身是《伤寒论》里非常重要的一个方子，条文不下几十条。在妇产科里小柴胡汤也是应用非常广的一个方，包括"妇人杂病"篇里也有小柴胡汤的条文，我们就见方拆方，先来理解一下这个条文，这条可以说蕴含的信息量非常大。263条"少阳之为病，口苦咽干目眩"，这是少阳病的提纲证，那还有什么呢？96条"伤寒五六日

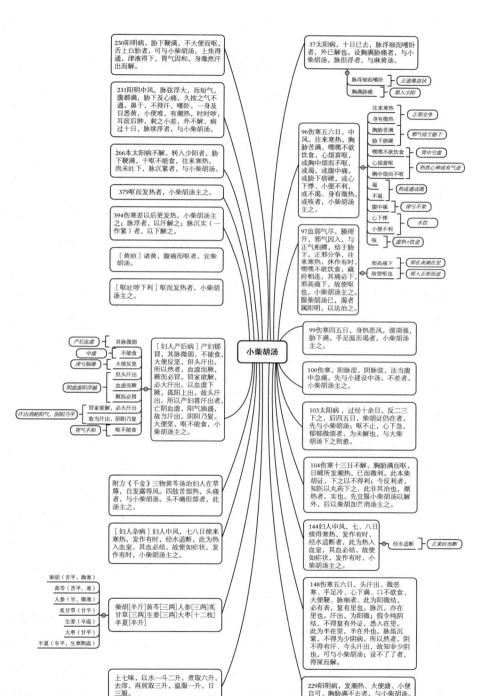

小柴胡汤

230阳明病，胁下鞕满，不大便而呕，舌上白胎者，可与小柴胡汤。上焦得通，津液得下，胃气因和，身濈然汗出而解。

231阳明中风，脉弦浮大，而短气，腹都满，胁下及心痛，久按之气不通，鼻干，不得汗，嗜卧，一身及目悉黄，小便难，有潮热，时时哕，耳前后肿，刺之小差，外不解，病过十日，脉续浮者，与小柴胡汤。

266本太阳病不解，转入少阳者，胁下鞕满，干呕不能食，往来寒热，尚未吐下，脉沉紧者，与小柴胡汤。

379呕而发热者，小柴胡汤主之。

394伤寒差以后更发热，小柴胡汤主之；脉浮者，以汗解之；脉沉实（一作紧）者，以下解之。

[黄疸]诸黄，腹痛而呕者，宜柴胡汤。

[呕吐哕下利]呕而发热者，小柴胡汤主之。

37太阳病，十日已去，脉浮细而嗜卧者，外已解也。设胸满胁痛者，与小柴胡汤，脉但浮者，与麻黄汤。

- 脉浮细而嗜卧 —— 正虚瘁怠状
- 胸满胁痛 —— 邪入少阳

96伤寒五六日，中风。往来寒热，胸胁苦满，嘿嘿不欲饮食，心烦喜呕，或胸中烦而不呕，或渴，或腹中痛，或胁下痞硬，或心下悸、小便不利，或不渴、身有微热，或咳者，小柴胡汤主之。

- 往来寒热 —— 正邪交争
- 身有微热 —— 邪气结于胁下
- 胸胁苦满
- 嘿嘿不欲饮食 —— 胃中亏虚
- 心烦喜呕 —— 热扰心神或有气逆
- 胸中烦而不呕
- 渴 —— 热盛或盛或微
- 不渴
- 腹中痛 —— 津亏不荣
- 心下悸 —— 水饮
- 小便不利
- 咳 —— 虚寒+饮逆

97血弱气尽，腠理开，邪气因入，与正气相搏，结于胁下。正邪分争，往来寒热，休作有时，嘿嘿不欲饮食，藏府相连，其痛必下，邪高痛下，故使呕也，小柴胡汤主之。服柴胡汤已，渴者属阳明，以法治之。

- 邪高痛下 —— 邪在表病在里
- 故使呕也 —— 邪入正拒而逆

99伤寒四五日，身热恶风，颈项强，胁下满，手足温而渴者，小柴胡汤主之。

100伤寒，阳脉涩，阴脉弦，法当腹中急痛。先与小建设中汤，不差者，小柴胡汤主之。

103太阳病，过经十余日，反二三下之，后四五日，柴胡证仍在者，先与小柴胡汤；呕不止、心下急，郁郁微烦者，为未解也，与大柴胡汤下之则愈。

104伤寒十三日不解，胸胁满而呕，日晡所发潮热，已而微利。此本柴胡证，下之以不得利；今反利者，知医以丸药下之，此非其治也，潮热者，实也。先宜服小柴胡汤以解外，后以柴胡加芒消汤主之。

144妇人中风，七、八日续来寒热，发作有时，经水适断者，此为热入血室，其血必结，故使如疟状，发作有时，小柴胡汤主之。

- 经水适断 —— 正来时而断

148伤寒五六日，头汗出、微恶寒、手足冷、心下满、口不欲食、大便鞕、脉细者，此为阳微结，必有表，复有里也。脉沉，亦在里也。汗出，为阳微；假令纯阴结，不得复有外证，悉入在里。此为半在里，半在外也。脉虽沉紧，不得为少阴病。所以然者，阴不得有汗，今头汗出，故知非少阴也，可与小柴胡汤；设不了了者，得屎而解。

229阳明病，发潮热、大便溏、小便自可、胸胁满不去者，与小柴胡汤。

[妇人产后病]产妇郁冒，其脉微弱，不能食，大便反坚，但头汗出，所以然者，血虚而厥，厥而必冒。冒家欲解，必大汗出。所以产妇喜汗出者，亡阴血虚，阳气独盛，故当汗出，阴阳乃复。大便坚，呕不能食，小柴胡汤主之。

- 产后血虚 —— 其脉微弱
- 中虚 —— 不能食
- 津亏肠燥 —— 大便反坚
- 阴虚虚阳浮越 —— 但头汗出／血虚而厥／厥而必冒
- 汗出消耗阳气，阴阳乃平 —— 冒家欲解，必汗出／敢当汗出，阴阳乃复／胃气不和 —— 呕不能食

附方《千金》三物黄芩汤治妇人在草蓐，自发露得风。四肢苦烦热，头痛者，与小柴胡汤。头不痛但烦者，此汤主之。

[妇人杂病]妇人中风，七八日续来寒热，发作有时，经水适断，此为热入血室，其血必结，故使如疟状，发作有时，小柴胡汤主之。

柴胡（苦平，微寒）
黄芩（苦平，寒）
人参（甘，微温）
炙甘草（甘平）
生姜（辛温）
大枣（甘平）
半夏（辛平，生寒熟温）

柴胡[半斤]黄芩[三两]人参[三两]炙甘草[三两]生姜[三两]大枣[十二枚]半夏[半升]

上七味，以水一斗二升，煮取六升，去滓，再煎取三升，温服一升，日三服。

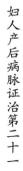

中风，往来寒热，胸胁苦满，嘿嘿不欲饮食，心烦喜呕"，很多学过《伤寒论》的人这个条文可能都能倒背如流。有些人用小柴胡就是去对应这些症状，那在妇产篇这条里有没有这些症状？没提这些症状，但是还是用小柴胡汤，那就充分说明了一点，所谓的方证对应还是存在着很多问题的，仲景的《伤寒论》也好，《金匮要略》也好，他不可能概括一个方的所有症状，他只是典型的代表症状，我们一定要分析底层的病机，这样你才能在临床上真正地学好伤寒，用好伤寒。

"其脉微弱"好解释，因为还是新产，产后血虚津亏，所以脉是微弱的。"不能食"，中虚，也就是脾胃也虚，所以她可能没有什么食欲。"大便反坚"就是津亏肠燥。"但头汗出，所以然者，血虚而厥，厥而必冒"，我在病机里把它解释为因为津亏，所以虚阳浮越，出现了一组头汗、血虚而厥的症状。"厥而必冒"我们说是头晕、头眩、晕厥。什么是厥？厥是四肢凉，阳气不能温煦四肢，而且虚阳上浮。"冒家欲解，必大汗出"，还有一个"故当汗出，阴阳乃复"，汗出我们说消耗阳气，阴阳乃平。这个是条文里的解释，我个人认为这个解释的意义不太大，但是我们看思维导图里的条文和病机的分析，实际上它也应合了小柴胡汤。"呕不能食"，这是胃气不和。为什么说这些症状要用小柴胡汤呢？没有往来寒热，也没有胸胁苦满，那我们接下来分析一下小柴胡汤的组方。小柴胡汤的本质是胃不和，所以说在230条说什么呀？"上焦得通，津液得下，胃气因和，身濈然汗出而解"。这个条文你看患者各种症状，血虚也好，津亏也好，它的本质实际上恰恰就是胃气不和，所以患者有"呕不能食"，这是典型的一个少阳证，它的核心病机能对上，通过小柴胡汤通上焦，下津液，和胃气，自然诸症得解，这就完全对应上了。

小柴胡汤在《伤寒论》和《金匮要略》中条文较多，我们下面就全面讲解一下小柴胡汤的主要条文。小柴胡汤在临床应用非常广泛，中医三部六病学说创始人刘绍武老先生，他发明的协调疗法方剂，包括调心汤、调神汤、调肠汤等，都是以小柴胡汤为方底加加减减，根据寒热虚实去适当地调整。时方家用小柴胡汤的也比较多，这说明小柴胡汤在临床上有着不可或缺的地位。

　　一提到小柴胡汤，很多人就把它作为《伤寒论》少阳病的代表方，是少阳的一个主方。还有一个说法，就是小柴胡汤解少阳之邪是在半表半里这个位置。这些好像就是一个根深蒂固的概念了，那么我自己通读《伤寒论》，反复地去找，《伤寒论》里到底提没提过小柴胡汤是邪在半表半里呢？

　　明清医家对《伤寒论》中小柴胡汤的解读多从半表半里的角度，这个是成无己先提出来的，然后大家都这么去说了。有没有论据？《伤寒论》通篇看来，在148条有一句话叫"此为半在里半在外也"，条文最后说"可与小柴胡汤"。正是因为这句话，成无己解释成小柴胡汤可以除半表半里之邪，因此小柴胡汤就和半表半里联系上了。而很多医家认为小柴胡汤是少阳的代表方子，所以就得出少阳在半表半里的结论。148条在康平本《伤寒论》里说这一条不是原文，是后人的注解。《伤寒论》的版本之前我也没跟大家太深入探讨，觉得对初学者来说版本并不太重要，但是你学深以后就会发现版本很重要了，因为这个话到底是不是张仲景说的，或者是不是汉代原本里面就有的至关重要。《伤寒论》本来就是张仲景把那个时代医家的观点汇集起来，在历史发展的过程中，历代医家不断地去补充，去注释。如果说康平本《伤寒论》没有这句话，这句是后人加的，那《伤寒论》通篇就都没有说半表半里。那如何理解少阳病？现在很多人都说是邪在半表半里，当然从半表半里确实很多症状特别好解释，能解释通，但是它归根结底的病机是什么？是不是半表半里？小柴胡汤是不是少阳的方？我觉得都要画问号。

　　在这个讲解之前，我们先来理解一下少阳。少阳，按照我之前讲的三阴三阳的理论，我们去想象一下它是一个什么状态？它是不是一个春天的状态？大地开始复苏，阳气和阴气逐渐增多，但总的来说还是偏少的。它是少阳，它属阳，阳入多于阴出，这么一个状态。那我们想象一下，这种状态在人体会不会身有热，而且这个热一定不像阳明那么热盛，又不像太阳那种恶寒发热，它是"身有微热"或者"寒热往来"，正好像春天乍暖还寒的状态。

用少阳的这种状态，去理解少阳病所有的症状，你会发现更加符合逻辑。少阳（春天）是从冬天来的，阴和阳都少，在人体我们也可以理解为阴阳气都不足，但是它的发展方向是不是阳入会越来越多，所以说表现出来的一系列症状也是动态的、变化的。比如热，"往来寒热"或者"身有微热"是热，"口苦"也是有热，阳气再稍多会有心烦，但不像阳明的谵语。患者有"口渴"或"不渴"，不是阳明那种大渴。也就是说在春天、在冬春交际的时候，阳气刚刚出来，这种少阳就不渴。那么到春夏交际少阳的后期，阳越来越盛，就是以渴为主了。他这一系列症状，包括"胸胁苦满"，都是在少阳（春天）阳略胜这种状态中。所以，在这里我表达一下我的观点，就是少阳所产生一系列症状并非半表半里，而是这种阴阳气既有不足，阳又略胜的一种阴阳的状态，这才是少阳的本质。

小柴胡汤和少阳到底是什么关系？

大多数的医家认为小柴胡汤是少阳的主方。这两天我看三部六病，刘绍武老先生说，小柴胡汤应该对应少阳和太阴，因为小柴胡有生姜甘草汤是补太阴的。整个《伤寒论》小柴胡主要都是在太阳病篇里，在阳明病篇有三条，229条、230条、231条，在少阳病篇只有一条，即266条。266条里说："本太阳病不解，转入少阳者，胁下硬满，干呕不能食，往来寒热，尚未吐下，脉沉紧者，与小柴胡汤。"而不是"小柴胡汤主之"。我们以前讲过，"主之"才表示是确定的，"与"含有非唯一的意思，对吧？其实在《伤寒论》里并没有任何一个条文说小柴胡汤是少阳病的主方，这是客观事实，但是我们总观《伤寒论》，我也同意，或者倾向于小柴胡汤偏少阳。首先它在37条说的是"太阳病，十日已去"，96条、97条"伤寒五六日中风"或者"往来寒热"，绝大多数情况下是一个太阳病的传变。太阳病往下传，传到了少阳，我们说太阳病的后期，你可以用小柴胡汤。

至于说少阳的主证，实际上是提纲证，即263条"少阳之为病，口苦，咽干，目眩也"，这是少阳。这个条文的少阳主病可不可以用小柴胡汤？我觉得可以。但是我们把小柴胡汤的病机解完以后，你会发现"口苦，咽干，目眩"这几个症状，它只是其中的一部分，包含在小柴胡汤的病机里。所以你去理解一个方，千万不要先入为主，比如说小柴胡汤就是少阳，小柴胡汤就是半表半里。为什么说我现在讲经方，每一遍讲我都会再去深入地理解和体会，就是要尽可能减少后人对我们理解《伤寒论》的干扰。这也是为什么我们总说去读原文，不管别人怎么说的，大家怎么说的，一个观点或说法让我觉得最重要的是要有充足的证据，否则的话你还是要去独立的思考。

我现在看《伤寒论》明清医家的注解比较多，其中成无己首先提出小柴胡是邪在半表半里，而到方有执，他认为所谓半表半里是少阳所主之部位，所以以后一直到《医宗金鉴》，都把《伤寒论》"小柴胡条文"归于少阳篇。这样在《伤寒论》整个研究史上它就形成了一种思维定式，包括咱们大学的教材，小柴胡汤就是少阳病。那客观去理解，它是不是少阳病，你需要从整个六经传变的过程，去全面地探究。

我们看 37 条："太阳病，十日以去，脉浮细而嗜卧者，外已解也。设胸满胁痛者，与小柴胡汤。脉但浮者，与麻黄汤。"

"脉浮细而嗜卧者"，要认真理解这个脉浮细而嗜卧者。为什么说"脉浮细而嗜卧者，外已解也"？从大的方向看，太阳病就是脉浮，嗜卧是一种正虚倦怠的状态。从小的方面看，第一，这里有个"十日以去"。这个很重要，告诉我们太阳病已经十天了，虽然没交代是已经吃药了，还是自己缓解的，但是如果没有这个"十日已去"，说明不了"外已解也"。第二，"脉浮细"。正常太阳病也是脉浮，有可能是脉浮紧或脉浮缓，是伤寒或中风。那么它现在是脉浮细，更有可能之前是脉浮紧，邪气很盛。当然这是推测，推测原来是脉浮紧邪气很实的一个象，有对比才知道它"外已解也"，若"脉微细，但欲寐"那就是少阴了。所以说嗜卧表明体虚，表达的是一个"外已解也"，邪去正虚的状态。

然后"设胸满胁痛者，与小柴胡汤"，还是一个"胸满胁痛"。之前我讲了少阳的一种状态，就是说它整个的阴阳气都不足，但是阳气略胜，所以它未形成一种结胸，而是这种"胸满胁痛"或者"胸胁苦满"。

96条应该算是小柴胡汤条文中最重要的一条了，这条里面的信息量非常大。我们看条文："伤寒五六日中风，往来寒热，胸胁苦满，嘿嘿不欲饮食，心烦喜呕，或胸中烦而不呕，或渴，或腹中痛，或胁下痞硬，或心下悸、小便不利，或不渴，身有微热，或咳者，小柴胡汤主之。"

"伤寒五六日中风"，这种行文在《伤寒论》里比较多，我们可以简单地理解为或者伤寒，或者中风，是个太阳病。后面跟着出来一系列的症状，"往来寒热，胸胁苦满，嘿嘿不欲饮食"。在我这个思维导图里把症状分类了，这里面出现了或然症，或然症很多方都有，如真武汤、小青龙汤。在仲景时代字是刻到竹简上的，应该是惜字如金，篇幅有限，不可能把可能出现的所有症状都描述出来，所以只有部分经方的条文有或然症。我们还是应该去理解、辨清每一个经方它的底层病机，这样才能真正理解《伤寒论》的条文。

"往来寒热"和"身有微热"是一组症状，都是正邪交争。从阴阳来理解，阳入阴出都不多，但是阳略胜，所以它有微热或者是往来寒热。这种热，发热不持久，可能热一会儿阳退又寒了，过一会儿阳胜又热了。

"胸胁苦满，胁下痞硬"，在小柴胡汤里提到了很多关于胁下的一些症状，我们把它解释为邪气结于胁下。虽然胁下是少阳经脉的走行部位，但从阴阳看，腹为阴，背为阳，胁下是一个阴阳交界的位置，我更愿意把它理解为是一种阴阳在人体的状态。

"嘿嘿不欲饮食"，一般我们说胃虚，脾胃有问题，就是说纳差，饮食不好。这个"嘿嘿不欲饮食"，也有胃中亏虚，但是它还没有达到太阴里虚寒那个程度，只是说有点不太想吃东西。

"心烦喜呕，或胸中烦而不呕"，这恰恰说出了少阳这种阴阳状态，阴阳气不足，阳又微微胜出。当阳盛热扰心神时，有气逆或者饮逆则"心烦喜呕"，没达到气逆或者饮逆则"烦而不呕"。"渴与不渴"，从阴阳状态看，阳盛的程度轻一点患者不渴，重一点患者就渴了。"往来寒热"，就是一会儿寒，一会儿热，阴阳气正邪交争。我们从阴阳的角度来理解，非常好理解。

"心下悸、小便不利"，这就是一个典型的水饮。"咳"我们既可以说热邪袭肺，也可以说是饮逆。"腹中痛"，就是整体上也表现出一个腹中亏虚，或者是津亏不荣则痛。说到这儿，在后面的条文中也有一个腹中急痛，100条"伤寒，阳脉涩，阴脉弦，法当腹中急痛，先与小建中汤，不差者，小柴胡汤主之"。

97条："血弱气尽，腠理开，邪气因入，与正气相搏，结于胁下。正邪纷争，往来寒热，休作有时，嘿嘿不欲饮食。藏腑相连，其痛必下，邪高痛下，故使呕也。小柴胡汤主之。服柴胡汤已，渴者，属阳明，以法治之。"

"血弱气尽，腠理开，邪气因入，与正气相搏，结于胁下"，血弱气尽，有些医家解释为女性来月经的时候，当然也有可能就是素体气血不足。那我觉得解释为女性的经期可能更合理一些，这时候她血虚，腠理开，邪气易于侵入人体。

"藏腑相连，其痛必下"，96条它有个腹中痛，"其痛必下"，包括"邪高痛下"，这个"下"可以理解为里，"高"可以理解为表，当然你也可以理解为上和下。这个"邪气因入"也是感受外邪。患者最开始是一个太阳病，因为脏腑相连，又往里传了，所以叫"其痛必下"。患者里面有痛，邪气在表，疼痛在里。

"故使呕也"，胃虚气逆则呕，也可以说邪入正拒而气逆，实际上也体现了小柴胡汤病机的一个状态。这一条开始讲邪气侵入机体了，那么正气就要抗拒胃里的邪气，这就是一个正邪交争，邪气占了上风，往上走了就呕，如果正气占了上风就不呕，所以九十六条说"或呕或不呕"。

99条："伤寒四五日，身热恶风，颈项强，胁下满，手足温而渴者，小柴胡汤主之。""伤寒四五日，身热恶风，颈项强"，这完全是个太阳病，如果到这儿的话，我们看这是类似于一个桂枝加葛根汤证，或者是葛根汤证。然后又"胁下满"，那差别在哪儿？就是"胁下满"，这是小柴胡汤一个特异性的症状。"手足温而渴者"，这个手足温和小建中汤及温经汤的手足温又不一样，这个手足温应该是我刚才说身微热这种状态。

我们看100条，"阳脉涩，阴脉弦"，那阳脉是指寸脉，阴脉是尺脉，"法当腹中急痛"。涩脉比较好解释，是气血瘀滞的状态。涩，对应这个"腹中急痛"，我们说小建中汤确实对证。那这个弦脉，有医家说弦脉是少阳、小柴胡汤证的本脉，弦脉也会有疼痛，那么对应小柴胡汤证。

144条："妇人中风，七八日续得寒热，发作有时，经水适断者，此为热入血室，其血必结，故使如疟状，发作有时，小柴胡汤主之。"

"经水适断"就是在来月经的时候突然间月经就停了。"此为热入血室，其血必结"，这就是我们说的经期感冒可用小柴胡汤，效果比较好。我们还是从根源上理解一下它和97条的关系，恰恰就是血弱气尽，所以有医家解释血弱气尽正好是妇女经期的时候。

我们看148条，我之前说了，康平本说本条是后人的嵌注。但就因为这个条文成无己说小柴胡汤主半表半里，然后历代医家多从半表半里来论小柴胡汤，我也不是完全否认，从半表半里的角度反倒有些症状确实好理解，包括96条的那些症状，从半表半里去解释也非常好解释。不过我觉得定位这种分类方法，是不是符合仲景原意，随着我们学习的深入，希望大家自己去思考。

二、组方分析

柴胡半斤　黄芩三两　人参三两　半夏半升，洗　炙甘草　生姜各三两
大枣十二枚

右七味，以水一斗二升，煮取六升，去滓，再煎取三升。温服一升，日三服。

柴 胡

《神农本草经》：味苦，平。主心腹，去肠胃中结气，饮食积聚，寒热邪气。推陈致新。久服轻身，明目，益精。

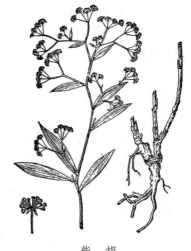

柴 胡

柴胡有南柴胡、北柴胡之分。北柴胡产于山东、东北等地，南柴胡产于江苏、四川等地。北柴胡，也叫竹叶柴胡、柴胡。南柴胡，也叫狭叶柴胡、红柴胡。不同产地、不同质量的柴胡价格差别较大，一般以内蒙的黑柴胡为佳，黑柴胡属北柴胡，切片有漂亮的菊花芯，气味芳香。《神农本草经》记载柴胡的性味是苦平，从陶弘景《本草经集注》开始，医家都标注柴胡为微寒。柴胡味辛，故有辛散透发之力，微寒故能解表透热。

黄 芩

见"当归散"篇。

人 参

见"附子汤"篇。

半 夏

见"干姜人参半夏丸"篇。

甘 草

见"桂枝汤"篇。

见"桂枝汤"篇。

大枣

见"桂枝汤"篇。

我们看小柴胡汤这个组方，生姜、甘草、人参、大枣组成了生姜甘草汤，这是《金匮要略》里的一个方。"《千金》生姜甘草汤，治肺痿咳唾涎沫不止，咽燥而渴"，条文虽然是治肺痿，但是它是很常用的方根，在泻心汤里也有这个方根，是治疗胃津虚，补胃津液的一个非常经典的组合。这里还有半夏，半夏和生姜又组成了我们之前讲的小半夏汤，小半夏汤有降逆止呕的作用。这样小柴胡汤这个方就看得非常清楚了。

先来说柴胡，对柴胡的理解医家的差别也很大。在《神农本草经》里柴胡是苦平，后世医家总结它是微寒。我们上次讲过在《神农本草经》里只有两味药提到"推陈致新"，一个是柴胡，一个是大黄。有些医家认为柴胡是疏肝理气的，这是受了柴胡疏肝散的影响，但实际上柴胡疏肝散里疏肝理气的药是香附和川芎，并不是柴胡。我在孙曼之老师那儿学习的时候，他对柴胡有比较深的研究，总结柴胡的功效是剔除郁热，我也比较倾向这一点。柴胡并不是疏肝理气而是剔除郁热或者叫清解少阳之热。

再说说黄芩，黄芩是临床应用比较多的一个药。黄芩能长好多年，年头长了，里头枯了，叫枯芩，一般药房去买只有黄芩，我诊所用的都是枯芩。枯芩它的年头长，质地疏松，所以它的气也清透和松散，寒性没那么强，但是整个的药力比较强，颜色是淡黄色的。黄芩是一个苦寒的药，它和黄连比不像黄连那么重浊，它是清淡的、清柔的，所以它善清上焦的郁热。我们说苦味的药是苦降的，不是发散的，所以说上焦有郁火的时候是需要用苦降的药。那什么是上焦的郁火？我们这么去理解，叫气郁则化火，气郁走不动了就化成了火，如果气遇寒就化湿了，成湿邪。气郁在上面走不动化火了，这时候需要一些苦味的药把它降下来，所以说苦寒本身并不是清热，而是把郁火降下来。用苦寒药我们还要了解苦寒药可能产生的问题，苦寒燥湿，是伤津液的。苦寒是偏收藏的，收藏又容易引起气的郁结，它是凝的、寒凉的。抗生素就是寒凉的，用完抗生素以后退烧消炎，可能有一些痰饮就结在里面了，所以苦寒的药也要慎用，不能见到热就上苦寒的药。苦寒药还容易伤阳气，用量上不能太大，要适量。苦寒药的性味和特点不同，在这里给大家总结一下：黄芩主要适用于清上焦的郁热、湿热，而黄连适用于清中焦热，黄柏是清下焦的湿热。

从整个组方来看，柴芩清解上焦郁热，小半夏汤降逆，生姜甘草汤补中焦之津液，正如230条所说"上焦得通，津液得下，胃气因和，身濈然汗出而解"。

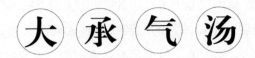

大 承 气 汤

一、条文分析

病解能食，七八日更发热，此为胃实，大承气汤主之。

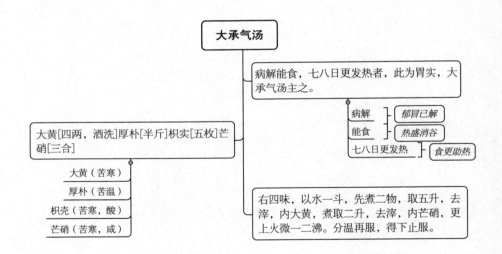

  "病解能食"，我们说用小柴胡汤把郁冒解掉了。"能食"我解释为热盛消谷，也就是说胃现在还很热，但并不是胃虚的问题解决了，而是里热太盛，出现了热盛消谷。"七八日更发热"，"更发热"说明患者原来就有微热、少阳状态的热，现在转化为阳明的实热了，所以"此为胃实，大承气汤主之"。大承气汤也是一个大方，之前我总结过，大承气汤是《伤寒论》里条文数最多的，桂枝汤排第二，小柴胡汤差不多排第三了，所以在这里也要简单讲解一下。

大承气汤在"阳明病"篇第208条描述的症状比较多，有"手足濈然汗出者，此大便已硬也，大承气汤主之"。汗多，包括脉迟，说明阳明热还是有中焦严重的津亏。"手足濈然汗出"说明患者的津液亡失程度严重，患者不是全身汗，只是手足四肢有汗。但是有一点，大承气汤泻下的力度比较强，那为什么叫大承气而不叫大泻下？临床上有些医家用它用得比较多，确实不能因为它泻下就恐惧，也有些医家好像也是用大承气汤或者类似的，大黄、芒硝用量特别少，那已经不是大承气汤了，你必须按照大承气汤用量的比例。真正解释大承气汤病机，重要的叫急下存阴。大承气汤里确实是苦寒的药比较多，不是说苦寒燥湿伤津液吗，你怎么还用苦寒药啊？这是因为肠中除了有燥屎还有阳明的热，你喝再多的水补再多的津液也吸收不了，就好像肠子里有一个小火炉，你需要把火炉卸掉，燥屎仅仅是表面一个有形的物质，重要的是把肠中阳明的热给卸掉，这个热卸掉了，喝水和饮食的津液才能被吸收，这就是急下存阴之法。大承气汤看似泻下，但从刚才说的急下存阴看，它反倒有补益的作用，即推阵致新，所以要辩证地看这个方，叫大承气而不叫大泻下，该用大承气汤的时候要大胆地去用。

二、组方分析

大黄四两，酒洗　厚朴半斤，炙，去皮　枳实五枚，炙　芒硝三合
右四味，以水一斗，先煮二物；取五升，去滓，内大黄，煮取二升；去滓，内芒硝，更上火微一二沸，分温再服，得下止服。

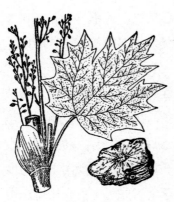

掌叶大黄

大黄

《神农本草经》：味苦，寒，大寒，无毒。主下瘀血，血闭寒热，破癥瘕积聚，留饮宿食，荡涤肠胃，推陈致新，通利水谷，调中化食，安和五脏，平胃下气，除痰实，肠间结热，心腹胀满，女子寒血闭胀，小腹痛，诸老血留结。

大黄为蓼科植物掌叶大黄、唐古特大黄或药用大黄的根茎。有人比喻大黄是将军之官，因其药性峻猛，能排出积便，如同平定祸乱、安定天下之将军，故亦有"将军"之称。大黄是一味寒凉的药，它能荡涤六腑、通腹，还能活血化瘀，能入血分。因其性寒，所以它起活血化瘀作用的同时有泻下、泻里热的作用，服了以后可能有一些泻下的情况。大黄能"推陈致新"，"推陈致新"在《神农本草经》里有两味药提到了，一味是大黄，还有一味是柴胡。"推陈致新"我觉得这是一个很高的评价，那什么是推陈致新？它不仅仅是往外排、通腹、推陈，它还能使其生出新的营养物质，这个药的评价就很高了。比如在咱们经方里有一个大黄甘草汤，是一个调胃口的小方。胃口不好不想吃饭你可以用大黄甘草汤，如果说腹实证多你大黄用量多点，如果说没有明显腹实证大黄用量少点，它可以降胃气，胃气降了人就有食欲了，能吃营养就补充上来了，整个体质就好转了，这就是"推陈致新"。

厚朴

《神农本草经》：味苦，温。主中风，伤寒，头痛，寒热，惊悸，气血痹，死肌，去三虫。

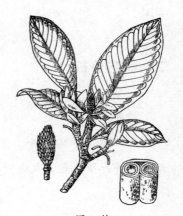

厚朴

厚朴是一种乔木的干燥干皮、根皮及枝皮，呈卷筒状。厚朴属于落叶乔木，喜欢在凉爽、湿润、多云雾、相对湿度大的环境下生长。厚朴油性较大，所以也称油朴、紫油厚朴。厚朴闻起来有一股油香气，口尝味苦辛，所以厚朴能下气除满。苦能燥湿，厚朴燥湿化痰力好。但厚朴偏温，所以临床配伍要注意制约厚朴过于温燥之性。

枳实

《神农本草经》：味苦，寒。主大风在皮肤中如麻豆，苦痒，除寒热结，止利，长肌肉，利五脏，益气轻身。

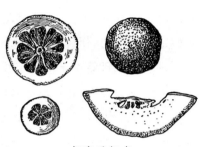

枳实及枳壳

枳实和枳壳都来源于芸香科植物酸橙及其栽培变种的干燥果实，枳壳是成熟的果实切的片，枳实是没成熟的幼果切的片。它们尝起来是比较酸的，而且味道也特别苦，苦味的药都是往下降的，叫苦降。枳壳叫行气或者叫降气，是治疗气证的一味主药，尤其是一些腹满，以及特别典型的一些气证，这种情况下就是枳壳应用的指征，效果好，速度快，降气行气的力量强。枳实它是幼果，比较致密结实，破气的效果应该更加迅猛一些，而枳壳略微缓和一些，但它们整体都是降气的。

芒硝

《神农本草经》：味苦，寒。主百病，除寒热邪气，逐六府积聚，结固留癖。能化七十二种石。炼饵服之，轻身神仙。

芒硝是硫酸盐类矿物芒硝族芒硝，经加工精制而成的结晶体。黄元御在《长沙药解》里总结芒硝味咸、苦、辛，性寒。芒硝咸寒软坚，所以说芒硝能"逐六府积聚"，"能化七十二种石"。

大承气汤里的大黄是酒大黄，它泻下的作用和生大黄相比略微缓一些。在承气类方里，小承气汤和大承气汤用酒大黄，而调胃承气汤是用生大黄，我们发现酒大黄一般都是和芒硝配伍，因为芒硝的力量非常大，用酒大黄可以让它略微缓和一下。还有一点，在大承气汤里大黄是后下的，芒硝比大黄下得还晚，芒硝如果太早煮就变成盐了，所以说它要后下，以保留芒硝的咸寒性味。这种后下先煎，是对药物取其气味。前一段时间在群里有一个群友问有没有既有这个功效又有那个功效的药，我当时回答一句，也是灵感突发吧，我感觉还是挺有道理的一句话，就是从功效来理解药物是在二维的层面，是差一个维度，一定要从气味、性味来理解，才是在三维的层面理解中药。我们说久煎取其味，煎煮的时间短就是取其气，在大承气汤里大黄的煎煮时间就不是太长，后下也是取其气。

枳实我们讲过了，枳实行气的力量是很强的，我这里用的是枳壳。厚朴辛温，有一个宽肠行气的作用。那我们就可以很形象地理解这一对组合，芒硝咸寒，咸寒能软坚散结，它把燥屎打散，如果没有芒硝光用大黄可能排得很费劲。大黄泻下，厚朴宽肠，让肠道宽松一些下得就更容易了，而枳实行气的力量很强又进一步推动，这就形成一个非常完美的、对治阳明腹实证腹中有燥屎非常有效的一个组合。

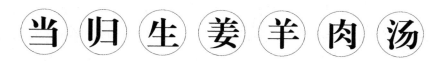

一、条文分析

产后腹中疠痛，当归生姜羊肉汤主之，并治腹中寒疝，虚劳不足。

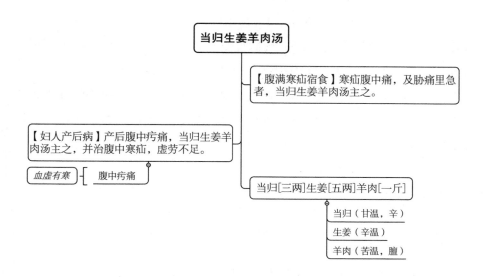

当归生姜羊肉汤

【腹满寒疝宿食】寒疝腹中痛，及胁痛里急者，当归生姜羊肉汤主之。

【妇人产后病】产后腹中疠痛，当归生姜羊肉汤主之，并治腹中寒疝，虚劳不足。

血虚有寒 — 腹中疠痛

当归[三两]生姜[五两]羊肉[一斤]

当归（甘温，辛）
生姜（辛温）
羊肉（苦温，膻）

产后腹痛分四种情况，如果是里虚引起的用当归生姜羊肉汤，如果是里实用枳实芍药散，如果是瘀血用下瘀血汤，如果里实很重、腹实证用大承气汤。

我们看当归生姜羊肉汤，首先想到的是食疗方。在经方里这个方是最接近食疗的，除了当归这一味是中药，生姜、羊肉都是我们日常的食材，那我们买点当归就可以做当归生姜羊肉汤了，非常方便。再有就是新产妇人在中国传统有坐月子的习惯，女人生产完之后都会习惯性地进补，这是有一定道理的，因为新产妇人血已养胎，肯定存在着气血的不足，我们要根据产妇情况，不能过于油腻滋补。今天学完妇产三篇，如果恰好有属于腹中虚寒的诸疾诸症，不一定是腹痛，也可能是腹中虚寒，我们都可以用当归生姜羊肉汤对治。

在《金匮要略》"腹满寒疝宿食病"里也提到了当归生姜羊肉汤，条文是这么说的"寒疝腹中痛，及胁痛里急者，当归生姜羊肉汤主之"，和我们这个"妇人产后病"基本一样，所以我们直接来看条文。"妇人产后病"里说"产后腹中疞痛，当归生姜羊肉汤主之，并治腹中寒疝，虚劳不足"。什么意思啊？就是出现"产后腹中疞痛"了，你用当归生姜羊肉汤。"并治"也就是不只限产妇，有这样的症状，比如说"腹中寒疝，虚劳不足"，也可以用这个方。我们无论从条文还是它的组方都可以得出很明确的结论，这个"腹中疞痛"是血虚有寒，是里虚有寒这样一个病机。"疞痛"，它是绵绵作痛、缓缓作痛的意思。那产生疼痛的原因刚才我们说了，血虚有寒，寒性凝滞导致的腹部筋脉拘急出现了绵绵作痛或缓缓作痛。

二、组方分析

当归三两　生姜五两　羊肉一斤
右三味，以水八升，煮取三升，温服七合，日三服。

当归

见"芎归胶艾汤"篇。

生姜

见"桂枝汤"篇。

羊肉

《灵枢》："肺色白，宜食苦，麦、羊肉、杏、薤皆苦。"

李时珍在《本草纲目》中说"羊肉能暖中补虚，补中益气，开胃健身，益肾气，养胆明目，治虚劳寒冷，五劳七伤"。

当归生姜羊肉汤药味组成很简单，只有当归、生姜、羊肉三味药。这三味药都是偏温的，所以说这个方还是有一定偏性的，不能说食疗方就每个人都适合喝，你面对患者的时候一定要辨清病机，有的人可能是阴虚有热的，而本方整体方势是偏温的，就不适合了。当归我们在讲芎归胶艾汤时详细作了一个讲解，当归是

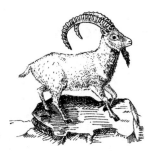

北山羊

长在大西北非常寒冷的环境中，一般都是五年生，积攒了好几年的力量才长出来这么一个东西，油性特别足，所以说在这种环境中长出来的升发的力量是较强的，我们说用它来疏肝养血，升达木气，起升达的作用。当时我们讲的时候说如果用小量的话它是养血为主，量多它有耗散的作用，所以它在整个的血分里更多地还是一个升发推动、润养之用。我们也可以说当归有通行血分之滞，凝滞的血液可以通行调和。生姜就非常好理解，生姜既能散腹中之寒又能解表寒，有暖胃散寒解表这样一个辛温的性子。在这个方里当归是调血养血，生姜温胃散寒，那么羊肉呢？羊肉能暖中补虚。在《黄帝内经》里说"味厚者为阴"，当归油性很足，属于味厚，羊肉也是味厚，所以它们可以补产后的阴血。

枳 实 芍 药 散

一、条文分析

产后腹痛，烦满，不得卧，枳实芍药散主之。

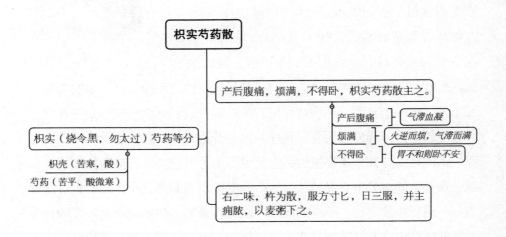

枳实芍药散和当归生姜羊肉汤恰好是相反的，当归生姜羊肉汤是对治里虚产生的腹痛，而枳实芍药散对治里实产生的腹痛。我们先来解释条文"产后腹痛，烦满，不得卧，枳实芍药散主之"。"产后腹痛"的病机是气滞血凝，为什么是气滞血凝？这个是以方测证反推过来的，我们一会儿再讲。我们看"烦满"，我在病机里解释为火逆而烦，气滞而满。"不得卧"

是胃不和则卧不安。总体上来说它是一个实证，里实所产生的这种"烦满、不得卧"和"腹痛"。

二、组方分析

枳实（烧令黑，勿太过） 芍药等分

右二味，杵为散，服方寸匕，日三服，并主痈脓，以麦粥下之。

枳实

见"大承气汤"篇。

芍药

见"桂枝汤"篇。

枳实芍药散，我们先从组方来看大方向，枳实也好，枳壳也好，它是苦寒的，而芍药是微寒，偏寒，所以说它整体上对治的是一个里实热证，更主要的还是行气活血。

芍药已经讲过多次了，在这里再讲一下。我们说芍药的凝聚力比较强，它有阴凝之象，治疗腹痛的方里用芍药比较多，它能缓解平滑肌的痉挛，但它偏阴寒，所以伤脾胃，太阴不足还要减量。这个方是一个里实热证，用白芍就更适当一些，白芍收敛凉降，尤其是一些热结、瘀热的结滞正好用白芍能把它通开，然后能止痛，它是从这个方向去起作用。比如说芍药甘草汤治腿抽筋，它是用一些凉降的力量把热结给散开，如果说腿抽筋且四肢寒凉就要加附子，用芍药甘草附子汤。枳实芍药散比较简单，就两味药，我们掌握大的方向，它是对治里实的，整体药是偏寒的，这样的患者腹部如果按压应该是硬的或者是满的，是有抵抗感的，而不是非常柔软的。

#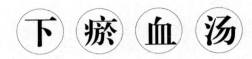

一、条文分析

师曰：产妇腹痛，法当以枳实芍药散，假令不愈者，此为腹中有干血着脐下，宜下瘀血汤主之；亦主经水不利。

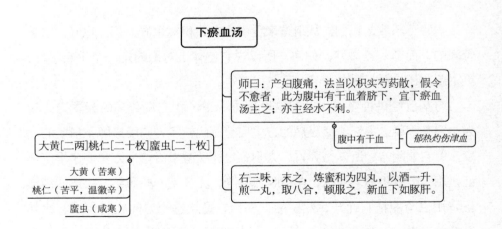

看到下瘀血汤我们应该马上能联想到两个方：抵当汤、大黄䗪虫丸。大黄䗪虫丸包含下瘀血汤，下瘀血汤相对比较简单一点，大黄䗪虫丸是比较全面的，它在破血下血的同时又兼有补益之功。我们之前说过瘀血它是一个中间病机，不是根本病机，也就是你在活血化瘀的同时要考虑瘀血产生的原因，它背后还有更深一层的病机你需要解决。下瘀血汤这个方主要功能是破血化瘀。

"产妇腹痛，法当以枳实芍药散"。这是一个实证，有气滞血瘀。"假令不愈者，此为腹中有干血着脐下，宜下瘀血汤主之；亦主经水不利"。那腹中怎么会有干血呢？我这里说郁热灼伤津血。这个干血是郁热灼伤津血，是一个热凝的血，而不是寒凝的瘀血，因为有热把血给耗干了，蒸发了，就是干血。服法里说"顿服之，新血下如豚肝"，这个豚肝的颜色应该是紫黑色的血块了。这个方比较适合妇女的闭经，包括有一些产后的恶露，就是宫腔内有一些瘀血残留物没有排干净，都可以用。当然我们一定要找到有瘀血的指征才可以，不是说闭经你都用下瘀血汤。瘀血有哪些指征啊？比如说目眶黯黑、舌下有瘀络、脉沉紧，或者舌紫绛或有紫斑，包括有一些痛点，痛有定处，痛如针刺，这些都是有瘀血的指征。

二、组方分析

大黄二两　桃仁二十枚　䗪虫二十枚（熬，去足）

右三味，末之，炼蜜和为四丸，以酒一升，煎一丸，取八合，顿服之，新血下如豚肝。

（大）（黄）

见"大承气汤"篇。

（桃）（仁）

见"桂枝茯苓丸"篇。

（䗪）（虫）

《神农本草经》：味咸，寒。主治心腹寒热洗洗，血积癥瘕，破坚下血闭，生子尤良。

䗪虫又叫土元、土鳖虫，为昆虫地鳖的干燥雌虫。䗪虫性味咸寒，咸寒软坚，故可"血积癥瘕，破坚下血闭"。《长沙药解》说它"善化瘀血，最补损伤"，䗪虫为动物类药，而动物为血肉有情之品，所以有补虚的作用。

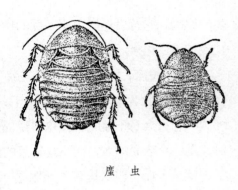

䗪 虫

我们来解释一下下瘀血汤这个方，一共三味药，很简单。这里有大黄，所以服下瘀血汤有可能有一些泻下情况，这都属正常。大黄之前讲过了，既能泻下通便又可活血化瘀，在这里主要取其活血化瘀之功。桃仁我自己尝过，确实是很苦的，而且有油性，它能活血化瘀、润肠通便，这是一个常用的种子药。䗪虫是个虫类药，在虫类药中它价格相对比较便宜，又叫土元、土鳖虫，它是咸寒的。这里用到了二十枚，二十枚不少啊。虫类药还是下瘀血的力量比较大一些，所以这个组合我们叫辛咸除滞，佐以苦甘。甘在哪呢？辛咸都有了，苦也有了，甘呢？咱们看用法，"炼蜜合为四丸"，熬制的时候还要加入蜂蜜，蜂蜜是甘的。这个组合就是辛咸除滞，它破除积滞、破除干血的力量还是比较大的。整个方你可以用一个"推陈致新"来理解，这种攻逐是把干血排出去，血路通畅了，营养才能进来。

竹叶汤

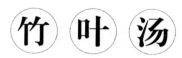

一、条文分析

产后中风发热，面正赤，喘而头疼。竹叶汤主之。

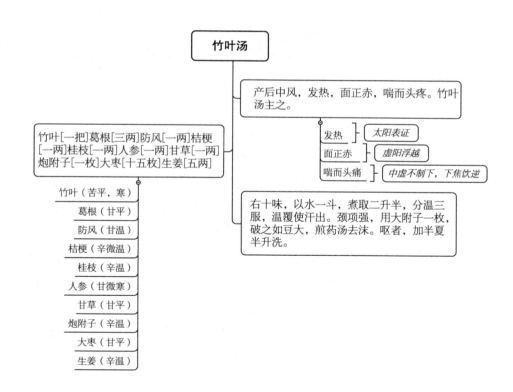

　　"妇人产后病"篇产后风有两个方，今天重点讲竹叶汤。产后风有不同的理解，如果用阳旦汤（桂枝汤），产后风可以理解为一个太阳中风比较严重的情况。临床上出现了产后抽搐，这种痉病也叫产后风，抽搐也就是我们之前讲过新产三病里面的痉证，中风是比痉证略轻的一个阶段。我们先看竹叶汤条文前面这一条。"产后风，续之数十日不解，头微痛，恶寒，时时有热，心下闷，干呕汗出。虽久，阳旦证续在耳，可与阳旦汤。"除了时间比较长，这个条文里的各种症状就是一个桂枝汤证，所以用桂枝汤，这也非常好理解。桂枝汤之前我们详细讲过了，这里就不讲了，我们重点讲竹叶汤。

　　竹叶汤临床应用比较广泛，不仅是应用在产后病、妇科病，对一些咳嗽、喘的患者也有很好的疗效。我们先从大的方向理解一下，产后有什么特点？产后的主要特点就是津血不足，因为血去养胎了，所以妇人多有津血不足。那竹叶汤就给我们展现了一个津血不足的状态下，有太阳中风这么一个太阳表证，所以单用桂枝汤可能就解决不了问题，因为津血不足、里虚的情况不能兼顾。竹叶汤它是一个表里双解，既解决太阳表证，又要解决津血不足的问题，这是整个方的大的方向。

　　我们看它这个条文，"发热"，就是一个太阳表证、太阳中风。"面正赤"，描述的语言比较重，是面色正赤而不是面色微微发红。"正赤"，就是颜色挺深了，这是不是阳明的热？我在这里解释为虚阳浮越，因为津血不足，而且是很严重的津血不足，所以阳气上浮出现的一个"面正赤"。"喘而头疼"，还是这个原因。实际上患者所有的病机根本一定是津血不足，那么从这个角度来看就好理解了。津血不足，叫中虚不制下，下焦饮逆。也就是由于中焦的津血亏虚，不能制约水饮上冲，出现了喘、咳，甚至再往上冲，出现了头痛的症状。一会儿我们看处方的时候就更清楚了，其中核心的子方是什么？就是生姜甘草汤。这个方虽然没有专门去讲，但是在其他的大方里面提到过。生姜甘草汤是《金匮要略》"肺痿肺痈咳嗽上气"篇里面的一个方，"治肺痿咳唾涎沫不止，咽燥而渴"。那核心病机是什么？是补津液的、补胃津的。这个咳嗽肺痿，都是由于中虚，浊水上逆所产生的。如果单纯地去对治咳嗽，去止咳平喘，解决不了问题，而把中焦的津液补足了，浊水上逆自然就解除了，所以这个"喘"，如果单纯看条文可能有很多种解释，但是从组方里一下就找到了它根本的病机所在。

二、组方分析

竹叶一把　葛根三两　防风　桔梗　桂枝　人参　甘草各一两　附子一枚（炮）　大枣十五枚　生姜五两

上十味，以水一斗，煮取二升半，分温三服，温覆使汗出。颈项强，用大附子一枚，破之如豆大，煎药汤去沫。呕者，加半夏半升洗。

竹 叶

《神农本草经》：味苦，平。主咳逆上气。溢筋急，恶疡，杀小虫。

竹叶汤里的竹叶应该是竹子叶而不是淡竹叶，后世很多都用淡竹叶。淡竹叶和竹叶是有差别的，淡竹叶是从《本草纲目》开始明确记录到药典里的，之前都叫竹叶。

淡竹叶和竹叶是不同的品种。淡竹叶是禾本科多年生草本植物淡竹叶的干燥茎叶，它的叶片形状比竹子叶要宽一些，而且它是草本，就是在地上长出来有点像兰花叶的感觉。竹子叶它是禾本科多年生常绿竹状乔木或灌木植物淡竹的干燥叶片，它们本身品种就不一样。那么在功效上，淡竹叶长于清热利尿，而竹叶善于清上焦的风热，包括本身有止咳逆的作用，所以在临床上我自己肯定尽量选用竹

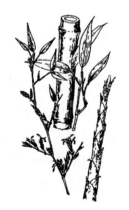

淡竹

叶。如果没有竹叶的时候也可以用淡竹叶来代替，但是尽可能还是用竹叶。

葛根

《神农本草经》：味甘，平。主消渴，身大热，呕吐，诸痹，起阴气，解诸毒。

葛根分柴葛和粉葛两种，柴葛是野生的，粉葛是种植的，药用时二者都可以使用，粉葛还可以作为食用。粉葛的颜色比较白，外观和茯苓像，柴葛比粉葛的纤维和纹理重。葛根所用的部位是根部，虽然看起来质地像地瓜，但实际上它的材质更像树干和树皮，非常硬，葛根的全株是一种很长的藤蔓。

葛

首先，从阴阳的层面来理解葛根这味药。我们理解药物的阴阳就是从药物阴阳的属性下手，自然界最接近阳的属性是天，最接近阴的属性是地，比如能够入药的植物的树枝、树梢，阳的属性就比较明显，如桂枝，而一些在地下的根的部分如果入药的话，阴的属性就比较明显。从这个角度来讲，葛根在阴阳的属性上是偏于阴的，而从整株植物来看，它是贯通阴阳的。作为一种藤蔓植物，它的藤长得很长，根吸收水分的能力就特别强，这样才能支撑整个藤蔓体系。根从土地里吸收津液和水分，然后输送到藤蔓、枝条一直到顶端，越长越高，但是葛根入药的并不是全株植物，而是根部，所以阴的属性比较重。

葛根的性味，《神农本草经》中记载是"甘、平"，黄元御在《长沙药解》中说其性味是甘、辛，性凉。在临床使用中，确实发现葛根还是偏于凉，偏于寒的，是用在阳明的一味主药。这样就比较好理解了，葛根的性味，甘、平，偏凉，具有阴的属性比较重。

《神农本草经》中记载葛根的药性中有一个非常重要的特点是善"起

阴气"。历史上很多医家在提到葛根的时候都会提到"起阴气"，作为中医的一个术语，并不能够让人从字面很好理解的。下面着重解释一下。

唐容川的观点：其根最深，吸引土中之水气，上输达于藤蔓，故能生津液。

陆渊雷的观点：葛根能汲取消化器官之养分而外输肌肉，故能治项背强急，《本经》言葛根能起阴气，实为输送津液之谓也。

叶天士的观点：其主消渴者，葛根辛甘，升腾胃气，气上者津液生焉。

明清还有许多医家都从自己的角度谈了很多意见，这里只引用了几个代表性的，下面再来分析一下"起阴气"。

首先，大的方向上，从历史上医家的描述也能看得出来，此"阴气"实际上指的就是"津液"。其次，要明白这是哪里的津液。从陆渊雷的观点中看到，是"汲取消化器官之养分也"，叶天士也说是"升腾胃气"，从而知道这是胃里的津液。还有的医家认为由于葛根可以治下痢，所以认为葛根升腾的是大肠里的津液，准确的说法，是下焦的津液。也有医家取类比象，把葛根这种从地下吸收水分上输藤蔓到枝条顶端对应于人体的膀胱经，来理解葛根把津液上输可以走膀胱经而达颠顶。这种思维在具体条文的学习中都可以用得上，可以来帮助我们理解条文。

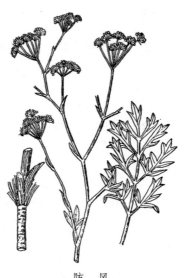

防风

《神农本草经》：味甘，温。主大风，头眩痛，恶风，风邪，目盲无所见，风行周身，骨节疼痹，烦满。久服轻身。

防风是草本植物的根，切片的外形和党参比较像，色黄。防风，"主大风"，防什么风呢？实际上防的是体内的风，肝木

防 风

之气不能条达生发，就会郁遏生风，也就是所谓的肝风内动。防风的饮片，外层里面是疏松的网状结构，是能够让气体流通的，同时又能防护固守，所以防风是让体内木郁所生之风流通起来。

桔梗

《神农本草经》：味辛，微温。主胸胁痛如刀刺，腹满，肠鸣幽幽，惊恐悸气。

《本草纲目》："此草之根结实而梗直，故名。"在东北有一种咸菜很有名，价格较高，味道也非常好，叫狗宝，实际就是桔梗。桔梗味辛，故能发散利咽，后世常用桔梗利咽化痰。

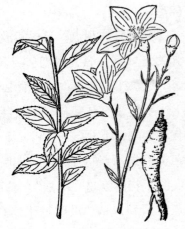

桔 梗

桂枝

见"桂枝汤"篇。

人参

见"附子汤"篇。

甘草

见"桂枝汤"篇。

附子

见"附子汤"篇。

大枣

见"桂枝汤"篇。

生姜

见"桂枝汤"篇。

竹叶汤我总结了一个方歌，我给大家发出来，以便于大家熟练背诵。"竹叶汤防葛附桂，生姜甘草汤桔梗，中风发热面正赤，喘而头疼浊水逆。""竹叶汤防葛附桂"，你看"葛附桂"，富贵好记，对吧？有防风、葛根、附子，还有桂枝。"生姜甘草汤桔梗"，生姜甘草汤，这里面就含了生姜、甘草、人参、大枣，生姜甘草汤是指代四味药。"中风发热面正赤，喘而头疼浊水逆"。后两句把条文原文纳了进来，这四句方歌就把条文一下记住了。这个方歌我自认为总结得还不错，大家可以背一下，这样竹叶汤的药物组成你就能熟练掌握了。

竹叶汤核心的方根肯定是生姜甘草汤，这里有生姜、甘草、人参、大枣。我们看这里是不是有桂枝去芍药汤？桂枝、生姜、甘草、大枣。那假设有芍药在就是桂枝汤了，桂枝汤加葛根是什么呀？是不是桂枝加葛根汤？桂枝加葛根汤是治疗什么呢？在痉证里就是柔痉，对吧？所以说这个方本来就可以治疗痉证的，它只不过是还没到痉那个程度。还有桂枝加附子汤，对吧？那么桂枝汤加人参是什么？是不是桂枝新加汤？这几个方，桂枝新加汤、桂枝加附子汤都讲过了，其实就是加强了补虚的功能，补津血虚。产后中风这种加减，我觉得让我们更加深刻地体会到经方和仲景的思路。为什么我们说桂枝汤是伤寒论第一方？很多方都以桂枝汤为底方加减而来，在这个方中，体现得特别明显。为什么没有芍药呢？我们说桂枝汤是阳旦汤，它是偏阳旦的方向，这里面芍药还是有一些阴凝的性质，把芍药去掉了更加偏阳旦。"面正赤"说明有虚阳浮越，这个方里竹叶是寒的，用它清上焦热，而中焦整体上是虚寒的，就像280条所讲，太阴不足的话，芍药、大黄宜减量，那中焦的津血不足偏虚寒，芍药就去掉。

我们看煎服法，有几点需要引起重视，第一个"温覆使汗出"，这是不是类似于桂枝汤的一个服法？因为这个方里本身就有个桂枝去芍药汤，还是要发汗而解的一个产后中风。第二个"颈项强，用大附子一枚，破之如豆大"。在《伤寒论》煎服法里提到的加减一般都是后人加上的，但是这个我提一下，我感觉还是有一定的借鉴意义。《伤寒论》里提到附子，有说"大附子"，用大附子说明什么？古人可能不那么精确称量，有时候就按大小来用，大附子，用量就大了，对吧？"颈项强"，颈项强是什么？就是痉证了。也就是说如果这个人颈项强就已经到痉证的阶段了，而我们从整个描述来看，这个产后风还没发展到痉证呢，但要防止发展到痉证，所以附子用的是大附子，用量加大了，取它温经散寒的作用，防止发为痉证。

我们再看一下寒热，分析疾病的时候，最难辨的就是寒热，看患者的症状，一派热象，发热面正赤，但是实际上这个方剂，它本质是一个津血不足，内里是虚寒的，但又有一个表热。患者是内里的津液不足，不能濡养而出现的一个表热，再加上中风。我们看，在整个的用方上也是这个方向，它既用桂枝辛温解表，又用生姜甘草汤补津液、补胃津，还用寒的竹叶清表热，桔梗利咽化痰。也就是说虽然在条文里就提到了一个"喘"字，但它在临床上可以对治咳喘，甚至咽痛，这个应用还是非常广泛的。

我再来帮大家总结一下，竹叶汤有一个太阳中风的表证，还有阳明中风，它和竹叶石膏汤有很多类似的地方，但本质又有一个太阴脾胃的津血亏虚，这就是整个的病机状态。如果患者表现出来有上焦的热、阳明的热，同时有咳喘，以这些为主症的话，竹叶汤的临床效果是非常好的。

竹 皮 大 丸

一、条文分析

妇人乳中虚，烦乱呕逆，安中益气，竹气大丸主之。

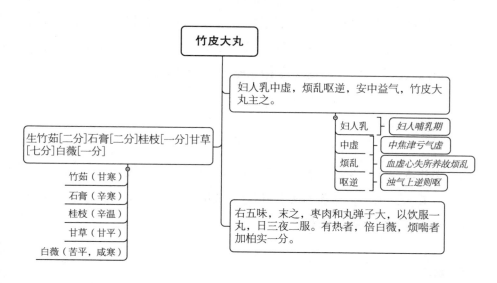

"妇人乳"，"乳"指哺乳期。"中虚"在《伤寒论》里是一个常见的概念，指中焦的津亏气虚，也叫胃虚。胃津虚、胃气虚，这都属于中虚。那为什么我们说患者主要是津亏、气虚呢？因为乳汁是胃中的津液化生的，也可以说是血化成的，精微营养物质才能化生成乳汁，所以在哺乳期，产妇本身就有中焦的津液亏虚。中焦的津亏会造成什么呢？血虚心失所养，故"烦乱"，浊气上逆则"呕"。这个浊气上逆也可以叫中不制下或者津亏不能濡养出现上焦的阳明热，胃气虚自然就有呕逆产生。"安中益气"，我们看组方，组方里竹茹、石膏、桂枝、甘草、白薇，谁能安中益气呢？就是甘草。有时候我们会忽视甘草，为什么在这个方里说是甘草？你看用量就能领会了，除了甘草，其他都是甘寒的、辛寒的、咸寒的，桂枝是辛温的，是振奋阳气的，安中益气就只有甘草。这里面甘草的用量是七分，而其他都是二分、一分，虽然药只有一味，但是它的用量非常大，所以说安中益气就是要靠甘草。

我们再分析一下，产后的这种津亏虚热无外乎第一要补津液，第二要清虚热，甚至有些虚热转实热要清阳明的热。清热的药有很多，补中焦的药又有很多，你用什么层面？条文中这个妇人的状态你用一个生姜甘草汤的方根也是比较适合的。我们讲过竹叶汤，竹叶汤里恰好就有一个生姜甘草汤方根，它是更全面补胃的津液。这个方和竹叶汤还是有差别的，但是我们要知道这个思路，它主要就是用一味甘草补津液。

二、组方分析

生竹茹二分　　石膏二分　　桂枝一分　　甘草七分　　白薇一分

右五味，末之，枣肉和丸弹子大，以饮服一丸，日三夜二服。有热者，倍白薇，烦喘者加柏实一分。

竹茹

味甘，微寒。竹茹是竹子茎秆的干燥中间层，取新鲜茎，除去外皮，将稍带绿色的中间层刮成丝条。有用姜汁将其制成姜竹茹，色黄。竹茹在经方里用得不多，南方一些时方家竹茹用得非常多。竹茹抓药的时候比较麻烦，碎渣多，也不好称量，又轻又大。它味甘性寒，甘能补益，既能清热又能补益津血，所以它也有安中益气的作用，是在补益的基础上去清热。

石膏

《神农本草经》：味辛，微寒。主中风寒热，心下逆气惊喘，口干，苦焦，不能息，腹中坚痛，除邪鬼，产乳，金创。

石膏是硫酸盐类矿物质，在《伤寒论》里是用在阳明经的一味主药，味辛可散表邪，性寒可清阳明之热。有些医家认为石膏属于矿物质不宜溶于水，所以入煎剂应该先煎。首先在《伤寒论》里含石膏汤剂中没有注明需要先煎，而且现代药理研究表明生石膏的主要成分是含水硫酸钙，其溶解度与温度成反比。试验发现，将生石膏放入 1000 毫升水中加热，当其温度在 20℃、60℃、100℃、107℃时，硫酸钙的溶解克数分别为 2.2 克、2.3 克、1.6 克和 1.55 克，可见，其溶解度随着温度的升高反而下降。所以，生石膏先煎或久煎，其溶出量反不如与他药同煎时含量高。早在《雷公炮炙论》中就记载："凡使石膏，石臼中捣成粉，罗过，生甘草水飞，澄、晒、研用。"在《奇效良方》中亦载有"石膏、鼠粘子研末，以温酒或清茶调服治疗偏头痛"的病例。由此可见，生石膏入药不需先煎。

桂枝

见"桂枝汤"篇。

甘草

见"桂枝汤"篇。

白薇

《神农本草经》：味苦，平。主暴中风，身热肢满，忽忽不知人，狂惑，邪气，寒热酸

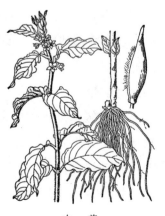

白薇

痉，温疟洗洗，发作有时。

白薇是一种直立多年生草本，其根及部分根茎供药用。从陶弘景《本草经集注》开始，历代医家记载白薇都是味苦咸，性大寒，所以白薇清热凉血作用好。

我们来看竹皮大丸的组方，一共只有五味药，但是我不知道大家有没有看出来什么？是不是有一个桂枝甘草汤子方在里面呀？桂枝甘草汤能振奋心阳，可以对治心悸、心慌，也就是条文说的"烦乱"，这个在临床上一些产后的妇女是常见的。桂枝、石膏是一个什么组合呢？是不是一个白虎加桂枝汤？当然不是完整的白虎加桂枝汤，石膏配桂枝，桂枝是辛温的，石膏是辛寒的，它们两个都是辛的，都是散的，都有辛散的作用，但是一温一寒。白虎加桂枝汤在《金匮要略》的"痓湿暍"篇里面，是治疗风湿热的。竹茹味甘性寒，甘能补益，它既能清热又能补益津血，所以竹茹在这里是在补益的基础上去清热。再说说白薇，白薇这个药临床用得不多，《神农本草经》里记载它是苦平的，后世医家认为它是咸寒的，总之它是一个偏寒的药。提到白薇就会提到二加龙骨汤，其在胡希恕老先生的书里讲到过，他经常用，是什么呢？是一个小品方，在桂枝加龙骨牡蛎汤的基础上加减而来，"汗多热浮者，去桂加白薇附子各三分，名曰二加龙骨汤"。桂枝加龙骨牡蛎汤经常用在遗精、阳痿、早泄等一些男性的性功能障碍方面。如果有"汗多热浮者"，这个在临床非常常见，我自己用栀子柏皮汤清湿热较多，胡老用二加龙骨汤。桂枝加龙骨牡蛎汤本身是治疗虚寒的，而这个方里的这种虚寒可能是中焦的寒又兼有表的虚热，所以用白薇清虚热。

我们从思维导图再看这几味药，是不是发现有辛味的桂枝、甘味的竹茹和补虚补中的甘草，寒的石膏、白薇清虚热、清伏热。这个方它可以在临床上对治一些产后的发热或体虚的人的一些低热，甚至一些小孩的低热，我们学完可以去用。在用的时候要注意什么呢？这里面的主症是"烦乱呕逆"，要有一些热扰心神的症状。

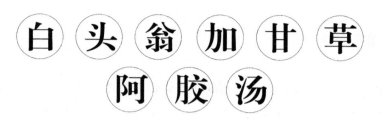

白头翁加甘草阿胶汤

一、条文分析

产后下利虚极，白头翁加甘草阿胶汤主之。

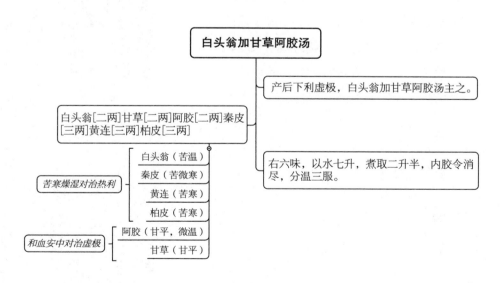

白头翁加甘草阿胶汤

- 产后下利虚极，白头翁加甘草阿胶汤主之。

白头翁[二两]甘草[二两]阿胶[二两]秦皮[三两]黄连[三两]柏皮[三两]

- 右六味，以水七升，煮取二升半，内胶令消尽，分温三服。

苦寒燥湿对治热利
- 白头翁（苦温）
- 秦皮（苦微寒）
- 黄连（苦寒）
- 柏皮（苦寒）

和血安中对治虚极
- 阿胶（甘平，微温）
- 甘草（甘平）

从条文中可以看到，产后虚情况下有一个下利。产后血虚，当然也不一定是产后，只要是特别体虚，津血不足，也可能是男子的热利，女子的热利，都可以用。我们看到一个人比如说眼睑色淡血少，面色苍白，舌质也很淡，这就是血虚明显，又是一个热利，非常急迫的，都可以考虑用这个方。

二、组方分析

白头翁二两　甘草二两　阿胶二两　秦皮三两　黄连三两　柏皮三两

右六味，以水七升，煮取二升半，内胶令消尽，分温三服。

白头翁

《神农本草经》：味苦，温。主温疟，狂易，寒热，癥瘕，积聚，瘿气，逐血，止痛，疗金疮。

白头翁为毛莨科植物白头翁的干燥根，根头部稍膨大，有白色绒毛。从黄元御《长沙药解》开始标注白头翁味苦性寒。现代研究表明，白头翁为治阿米巴痢疾的要药，单用较大剂量，即有效果。白头翁清热解毒，为治热利要药。

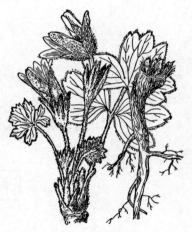

白头翁

甘草

见"桂枝汤"篇。

阿胶

见"芎归胶艾汤"篇。

秦皮

《神农本草经》：味苦，微寒。主风寒

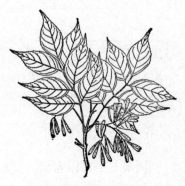

苦枥白蜡树（秦皮）

湿痹，洗洗寒气，除热，目中青臀白膜。久服，头不白，轻身，皮肤光泽，肥大有子。

秦皮是木樨科植物苦枥白蜡树、白蜡树、尖叶白蜡树或宿柱白蜡树的干燥枝皮或干皮。因其苦寒，所以能"除热，目中青臀白膜"。干皮呈槽状，苦涩而坚，所以常用于治热痢。

黄连

《神农本草经》：味苦，寒。主热气，目痛，眦伤，泣出，明目，肠澼，腹痛，下利，妇人阴中肿痛。久服，令人不忘。

黄连药用部位是根，因为入药的根部的形状很像鸡爪子，所以又叫"鸡爪连"。黄连生长在海拔很高且寒凉的地方，是绝对的苦寒。我们没学中医之前都知道黄连特别的苦，经常有人会比喻日子过得像黄连一样苦不堪言。黄连生长比较矮小，根也比较硬，所以黄连有很强的收敛、收藏之气。苦能坚之，指的就是黄连的凝聚之力，收藏、凝聚力量非常大，可以把气往里收，因此可以对治热性的下利。

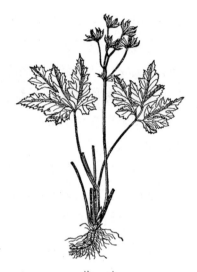

黄　连

柏皮

《神农本草经》：味苦，寒。主五脏，肠胃中结热，黄疸，肠痔。止泄利，女子漏下赤白，阴阳伤，蚀疮。

柏皮即黄柏，是黄皮树的干燥树皮。外表面呈黄褐色或黄棕色，平坦或具纵沟

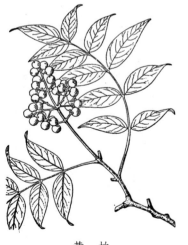

黄　柏

纹。体轻，质硬，断面纤维性，呈裂片状分层，深黄色。味极苦，嚼饮片会有发黏的感觉。黄柏常用于清下焦湿热，苦寒易败胃，所以脾胃虚寒者忌用。

咱们从组方来看，白头翁加甘草阿胶汤这里面既有温的药又有寒的药，苦寒就是黄连、柏皮（黄柏），秦皮也是偏寒。白头翁按照《神农本草经》里讲是苦温，但是后世医家总结它还是苦寒的。白头翁清热解毒的作用比较大，这里还是按苦寒来理解。苦能燥湿、苦以坚之。苦能燥湿，就要马上想到过苦可能会伤津液，如果说患者津亏得特别严重的话，那考虑用苦味的药是要有所顾忌的。在这个方里它有甘草、阿胶，也就是我在思维导图里说的和血安中对治虚极，甘草、阿胶去补津液、补津血。这个方虽然是六味药，但是阵营很清晰，白头翁、秦皮、黄连、柏皮四味药苦寒燥湿对治热利，甘草、阿胶两味药味甘和血安中对治虚极。其实补虚的中药有很多，比如人参、白术、桂枝、黄芪，但因为它是下利，所以本方不用气味辛散的或者走窜的，你用这些不利于下利的治疗，而用阿胶和甘草这样甘平的、甘温的、甘缓的药物去补虚，从性味这个角度来理解就会发现这个组合非常符合仲景的法度。

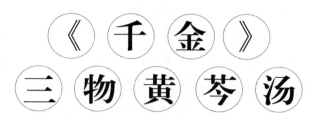

一、条文分析

治妇人在草蓐，自发露得风，四肢苦烦热，头痛者，与小柴胡汤。头不痛但烦者，此汤主之。

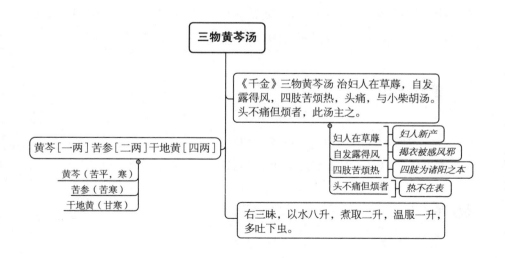

"治妇人在草蓐"，"草蓐"这个词是在《金匮要略》里出现的，它指

妇人新产，是一个代指。"自发露得风"，可能是热，自发地把衣被掀开了，就感受风邪了。"四肢苦烦热"这是一个妇人产后阴虚津血不足，可能是阳盛，可能是虚热，也可能是兼有实热。但为什么说四肢呢？四肢为诸阳之本。我们今天学完这个方，在临床上遇到手脚热，特别热、烧的这种情况，三物黄芩汤是一个非常好的思路和方向。"头痛者，与小柴胡汤，头不痛但烦者，此汤主之。"我这里解释的"头不痛但烦者"代指热不在表的意思。为什么这么说呢？小柴胡汤的主症有头痛吗？肯定是没有。我觉得我们可以这么去理解，前一句说"头痛者，与小柴胡汤"，"头痛"就代指了少阳。那"头不痛"就代指非少阳，热不在表，不是半表半里。《伤寒论》里有很多这样的代指，比如不呕就是代指病不在少阳、不渴代指病不在阳明、脉浮是代指太阳。也就是说这个"头不痛"这么去理解，它不是一个偏表的热邪。"但烦者"，这里面有一个烦，烦还是指血虚、血不养心，或者由里热导致的这个烦。说到这儿我想说一句，在临床真正见到的头痛、四肢苦烦热，我觉得也可以用三物黄芩汤，因为头痛是一个直接症状，你用小柴胡汤还要小柴胡汤证具备，病机非常符合才行。小柴胡汤我们前面讲过，主要核心病机是中焦的胃虚、上焦的虚热、下焦的饮逆，所以说还是要综合辨病机而不能被这一个症状牵着走了。

二、组方分析

黄芩一两　苦参二两　干地黄四两

右三味，以水八升，煮取二升，温服一升，多吐下虫。

（黄）（芩）

见"当归散"篇。

苦参

见"当归贝母苦参丸"篇。

干地黄

见"芎归胶艾汤"篇。

我们看三物黄芩汤这个组方，干地黄的量最大，四两，干地黄又称生地，生地甘寒补津液、清虚热非常好。如果单是阴虚血虚的这种热，我们用甘寒的地黄、麦冬是非常适合的，又养津液又清虚热，但这个方中用黄芩和苦参这种苦寒的药，说明患者肯定是有一个阳明的实热。这个大的方向要知道，既有阳明的实热又有虚热，用三物黄芩汤。

再说一下，在煎服法中它为什么说"多吐下虫"？现在这种胃里有虫类的疾病我是好多年没见到了，我小时候小孩都有，还吃打虫药，现在比较少了，实际上它体现的还是一种湿热，也表明是内里的问题，这里我们理解意思就行，不必去细究说也要把虫子吐出来。

我用三物黄芩汤比较有印象的有两次，第一次是治一个逆经的案例，这个案例我之前也在公众号发表过。患者除了逆经，月经期间咳血、呕血，她还有一个典型的症状就是手脚心特别热，我当时用的麦门冬汤、三物黄芩汤，手脚心热改善得不是太明显，但逆经确实减轻了。她那次月经以后我给用的是黄连阿胶汤，特别明显就是手脚心不那么热了。我举这个例子只是说明，不是手脚热你用三物黄芩汤都好用，只是因为用过印象比较深。另一次治疗的一个患者，是在营口诊所。她是从沈阳来的，别的没啥毛病，就是手脚热，到我这来让我开点药，具体细节我记不住了，我就给她用了三物黄芩汤，反馈一剂药以后手脚热就减轻特别多。

妇人杂病脉证并治 第二十二

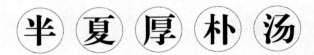

一、条文分析

妇人咽中如有炙脔，半夏厚朴汤主之。

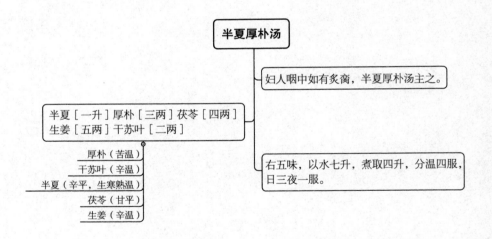

半夏厚朴汤应该说是一个大家都比较熟悉的方，后世用得也多。半夏厚朴汤的主治病症中医叫梅核气，西医叫癔症球，就是感觉嗓子难受，好像有东西在里头，咳也咳不出来，咽也咽不下去。在临床上这种症状是很常见的，我们医院搞了一个社区老人义诊，有一位老人就反映有这种症状，但是不是就一定要用半夏厚朴汤呢？还是要辨证，这类症状的患者用半夏厚朴汤效果是非常好的，但也有一点效果都没有的。梅核气咳之不出咽之不下是半夏厚朴汤的指征，但真正用了你会发现，不是说有这样的症状用半夏厚朴汤都好用，所以归根结底一句话，就是要辨病机。

我们看条文，"妇人咽中如有炙脔，半夏厚朴汤主之"。"脔"是小块肉，这句话意思是好像嗓子里有烤的小块肉。咱们也可以说这个人有咽炎，有些人可以吐出一些痰，在中医里分析它的本质还是一个痰饮，只不过有些是有形之痰，有些是无形之痰。我们用一句话总结它的病机就是水饮上逆咽喉，气滞不通，既有气滞又有痰饮。在临床上西医所讲的慢性咽炎、慢性扁桃体炎，还有咽部息肉，都符合这种症状，但最终是不是用这个方，还是用少阴的咽痛五方，都需要整体去辨证。

二、组方分析

半夏一升　厚朴三两　茯苓四两　生姜五两　干苏叶二两
右五味，以水七升，煮取四升，分温四服，日三夜一服。

半夏

见"干姜人参半夏丸"篇。

厚朴

见"大承气汤"篇。

茯苓

见"桂枝茯苓丸"篇。

生姜

见"桂枝汤"篇。

干苏叶

干苏叶即紫苏叶，气清香浓郁，味辛性温，因此能解表散寒，发汗之力较强。李中梓在《雷公炮制药性解》中说不敢用麻黄者可用紫苏代替。

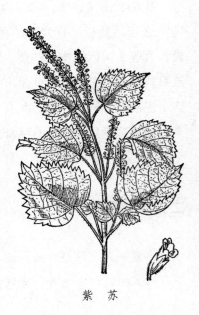

紫　苏

我们再说说半夏。半夏在品种上分为旱半夏和水半夏，旱半夏多为野生的，价格比较高，水半夏力量弱，临床用的正品应该是旱半夏。经过炮制的半夏都叫制半夏，制半夏因炮制方法不同分为法半夏、姜半夏和清半夏。制半夏时方用得较多，我自己一般只用生的旱半夏。比如在半夏厚朴汤里，本身有生姜，如果你再用姜半夏，姜的量就不准确了。再者，有些制半夏可能选用的是水半夏，因为水半夏便宜，经过一番炮制后，药用价值不大了。当然，也有一些医家认为生半夏力量太大，制半夏在临床上既安全又有效，这就仁者见仁，智者见智了。

关于半夏的性味，大家看我在思维导图里写的是"辛平，生寒熟温"。生半夏"辛平"是《神农本草经》里说的，用口尝的话辛辣，麻舌而刺喉，给人的感觉就是一个辛温之像，所以现代的一些教材或记载里就直接描述为"味辛，性温"了。说半夏"生寒熟温"，依据的是陶弘景的《本草经集注》，里面说它味辛平，生微寒熟温，也就是生的半夏是微寒的，熟是温的。在李中梓的《雷公炮制药性解》一书中，也说半夏味辛平，性生寒熟温。这两本书都说它"生寒熟温"，这个还是存疑，需要在临床上进一步验证。半夏是辛的、发散的，但又和桂枝的发散不一样，它是含蓄的、有力量的、局部的发散，局部哪儿有问题它就到哪儿去，用一种比较持久的力量把肿给消下去。如果说生半夏量大不小心中毒了，可以用生姜来解，所以小半夏汤里用生姜来配半夏，制约半夏的一个毒性。基于半夏的这个特点，大家就应该明白为什么半夏用于治疗一些痰、痰饮，包括一些顽痰，就是它遇到凝聚的它能去发散，而且是缓慢的、有力量的、持久的发散，是不是就感觉非常对治？

我们再看半夏厚朴汤这五味药，半夏、生姜组成小半夏汤，本身能化痰降逆。茯苓利水，茯苓和生姜配伍属于一个苓姜剂的组合，能温化寒饮。厚朴和干苏叶就是行气下气，苏叶是辛温的，能发散，能降气，这个发散是往下发散的。半夏厚朴汤的组合既能化饮利湿降逆又能行气下气，是不是可以很好地对治水饮上逆咽喉、气滞不通而造成的咳之不出咽之不下这个症状？但是为什么有的梅核气患者在临床上用本方效果不是那么好？我们看这一组药整体上全是温的，药势整体偏于温燥，在临床上如果患者本身内热比较重，津液也匮乏，是不是就不那么太对症了，所以我们一定要对整个方的方势、方向有所把握，这样在临床上才会有一个更好地权衡。

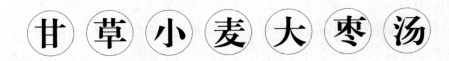

一、条文分析

妇人脏躁，喜悲伤欲哭，象如神灵所作，数欠伸，甘麦大枣汤主之。

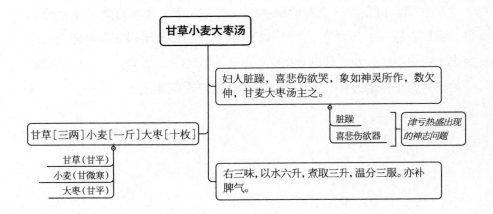

甘草小麦大枣汤这个方是广为大家熟知的，临床上用得也比较多。有时候我们会想，甘草、小麦、大枣这也太简单了，都是熟悉的食物，在临床上能有那么好的疗效吗？今天我们就来学习一下。

首先看条文，"脏躁"，我把它解释为无津液滋养而烦躁，实际上还是有一个津亏。"脏躁、喜悲伤欲哭"，病机都是津亏热盛所出现的神志问题，尤其是"喜悲伤欲哭"。临床见到这样的患者一般是在四十七到五十岁左右，也就是咱们说的更年期的时候。患者来了，她说没什么事，突然就想哭，就哭一场。还可以见到很多类似的精神障碍、情志性的疾病，"如神灵所作"。我本科刚毕业时就遇到过，那是我自己管的一个患者，她就像中风的症状似的，突然间半侧肢体瘫痪了，有时候又好了。当时做CT，一拍片也没有脑血管的问题，她就在我们营口中医院住院。那时我刚毕业确实也不会，我上面的主治医师也不知道怎么回事，就按脑血栓去治。有一天我那个病房主任，姓王，个不高，一个男的老主任，他说这叫发作性癔病。这是西医的一个病名，当时我查书看，确实是，突然出现肢体的偏瘫，有时候又正常，这纯属是一种心理疾病，也就是身体上本来没病，偏偏表现在躯体上好像真的有病。她并不是真正有脑血管的病变，这些在临床都是属于"脏躁"这个范畴。

二、组方分析

甘草三两　小麦一斤　大枣十枚

右三味，以水六升，煮取三升，温分三服。亦补脾气。

甘草

见"桂枝汤"篇。

小麦

《本草经集注》：味甘，微寒，无毒。主除热，止烦渴咽干，利小便，养肝气，止漏血、唾血。以作麹，温，消谷，止痢；以作面，温，不能消热止烦。

小麦就是我们日常食用的面粉原料，主要成分是淀粉。干瘪、不饱满，一淘洗就浮在水面上的小麦，叫作浮小麦。在治疗女性更年期综合征的时候，针对烘热、自汗、盗汗、易激惹、喜怒悲哭无常的女性，中医常用浮小麦，磨成粉让患者服用，有非常好的敛汗止汗作用，中医称之为独圣散（载于最早见浮小麦入药的《卫生宝鉴》卷五：独圣散——"治盗汗及虚汗不止：浮小麦不以多少。文武火炒令焦，上为细末，每服二钱，米饮汤调下，频服为佳"）。甘能补益，小麦味甘性寒，所以能补益除烦。

大枣

见"桂枝汤"篇。

　　甘草小麦大枣汤这个组方，甘草是甘平，小麦是甘微寒，大枣是甘平。这里甘草指生甘草，整体就体现了"甘以缓之"。《黄帝内经》里说"悲则心系急，甘以缓诸急"，就是用甘味药可以缓解出现的各种急迫的症状，比如"悲伤欲哭"。临床上有些医家将它用于治疗小儿的啼哭，小儿不停地哭闹也是一种急迫的状态。

　　这个方里有甘草，我再简单说一说甘草。甘草绝大多数方里都有，但是这个方是把甘草放在前面了，叫甘草小麦大枣汤。甘草是以根部和根茎入药，切片大部分是圆形，口尝有一点甜味。《伤寒论》里少阴咽痛五方第一个就是甘草汤，甘草深加工后制作的甘草片，不知道大家有没有吃过，跟糖一样，特别甜，但对咽痛基本没有什么效果。甘草是豆科植物，和我们吃的黄豆是一个科的，它本身就有补益作用。甘草外皮褐色，切片里面是淡黄色，淡黄色从中医五行来讲它属土，入脾。甘草性甘平，味甜，气微香，整体非常和缓，它有一股守中的力量。我们在很多方里用甘草甘缓之性，调和诸药，但是量不能大，量大会引起中土的壅滞。临床如果需要和缓脾胃、暖脾、补益中焦的时候用甘草，量大一点，当你需要气快速地通行时甘草的量就要减掉。甘草总的来说后世医家总结就两个方面，一个是温补中焦，一个是调和诸药。炙甘草偏温，温补的作用要强一些，而生甘草偏于清热解毒。比如《金匮要略》里治疗狐惑病、口腔溃疡的甘草泻心汤里，就是用生甘草；而《伤寒论》里以治痞证为主的甘草泻心汤，甘草就用炙甘草，这是有差别的。

温经汤

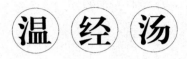

一、条文分析

问曰：妇人年五十，所病下利数十日不止，暮即发热，少腹里急，腹满，手掌烦热，唇口干燥，何也？师曰：此病属带下。何以故？曾经半产，瘀血在少腹不去，何以知之？其证唇口干燥，故知之。当以温经汤主之。

```
温经汤
  ├─ 问曰：妇人年五十，所病下利数十日不止，
  │   暮即发热，少腹里急，腹满，手掌烦热，
  │   唇口干燥，何也？师曰：此病属带下。何
  │   以故？曾经半产，瘀血在少腹不去，何以
  │   知之？其证唇口干燥，故知之。当以温经
  │   汤主之。
  │      年五十 ── 天癸本竭，少腹旧有积血
  │      下利 ── 广义下利
  │      暮即发热 ── 淤血发热特点
  │      少腹里急
  │      腹满 ── 血积不行，阴寒在下
  │      手掌烦热
  │      唇口干燥 ── 血瘀于内不外荣
  ├─ 吴茱萸[三两]生姜[二两]半夏[半升]
  │   桂枝[二两]芍药[二两]当归[二两]川
  │   芎[二两]人参[二两]甘草[二两]阿胶
  │   [二两]麦门冬[一升]牡丹皮[二两]
  │      炙甘草汤
  │      吴茱萸汤
  │      麦门冬汤
  │      桂枝汤
  └─ 以水一斗，煮取三升，分温三服。亦主妇人
      少腹寒，久不受胎，兼取崩中去血，或月水
      来过多，及至期不来。
```

温经汤是临床常用的一个方，很多医家把温经汤称为调经主方，甚至有医家就用一个温经汤治妇科疾病从而成为当地名医。"妇人年五十"，这描述的是一个状态，在临床上我们用温经汤是不是一定要年五十啊？不是，不同年龄段都可以用。"年五十"，恰恰给我们提供很多信息，年五十是不是天癸竭，妇女要绝经了？《黄帝内经》里说女子七七四十九天癸竭，这时候可能少腹里原来有一些积血没有出来，有瘀血。"所病下利数十日不止"，有的医书说这块应该是下血，我这里面解释的是广义的下利，可能有便溏，也可能有白带多，因为在临床上这种是比较常见的，所以这么去理解一下。"暮即发热"，是瘀血发热的一个特点。"少腹里急"和"腹满"，都解释为血积不行，阴寒在下，也就是患者少腹有一个寒凝瘀血，所以出现这么一系列症状。"手掌烦热"，少腹是寒的，而手掌烦热，还有唇干口燥，这些症状非常典型，叫血瘀于内，不荣于外，体内有瘀血不能外荣。不管是因为有瘀血也好，津血虚也好，总之不能荣养，就像我之前经常举的一个例子，天热大地干涸，最重要的是因为失去水分，在人体是失去了津血的滋润，所以才会唇干口燥，不单纯是有热。这是厥阴的一个典型特点，这个条文它说得比较细。我们在临床上会遇到一些月经病的患者，你一问是不是唇干口燥，很多特别典型：手脚心热、唇干口燥，然后少腹还是寒的，来月经时特别怕冷。这个已经从方证对应的角度确定温经汤是比较好的，但是我们还要仔细地去分辨。

这些症状给我们辨证提供几个大的方向，第一，有瘀血。瘀血有哪些症状啊？在这个条文里说的不多，但是我们之前讲过，比如说面色黧黑或者眼眶是黑的，舌下有瘀络，舌质发黑、发黯或者有瘀斑，或者腹中有刺痛，痛有定处、痛如针刺，这些都是有瘀血的指征。你要有这个病机在。第二，还要有什么呢？由于瘀血阻滞会产生一个上热下寒。下焦寒，这个寒可能是腹中寒也可能有便溏。上焦可能是唇干口燥，也可能是口干口苦，同时还有一个手掌烦热。这常见于一些更年期综合征，我治更年期综合征的患者用温经汤的概率比甘麦大枣汤要多一些，因为温经汤调和气血药味比较多，它对整个体质的改善力量也大一些。那这个方它为什么叫温经汤？实际这个方里既有甘寒的，像麦门冬，滋养津液，也有一些温的，像吴茱萸、生姜，温营血。《黄帝内经》里怎么说的呢？叫"血气者喜温而恶寒，寒则泣不能流，温则消而去之"，这就是温经汤的一个理论基础。

　　我们接着看条文，"师曰：此病属带下"。这个"带下"一定要正确理解，"带下"不是指白带，是古人泛指腰带以下的妇科疾病为带下病。这一点我也是查了很多书，最开始一看也以为带下就是白带，实际上不是，带下病就是指广义的妇科病，这个"带"是指腰带，腰带以下的病。原因是什么呢？"何以故？曾经半产。"这就给我们举例子了，你看年五十天癸竭的时候可能会有瘀血，曾经半产也可能有瘀血，也可能既不是半产也不是天癸竭，但是患者一样也有瘀血在少腹，总之有各种情况。有瘀血在少腹，芎归胶艾汤能治，当归芍药散能治，桂枝茯苓丸也能治，细微的差别今天不讲，但是我们要知道首先是有瘀血在少腹不去。"何以知之？其证唇口干燥，故知之"，那如果单纯的唇干口燥，我们太阴的津血不足不能濡养也有唇干口燥，它实际是一种代指，在这里面是瘀血造成的唇干口燥。

二、组方分析

　　吴茱萸三两　当归二两　芎劳二两　芍药二两　人参二两　桂枝二两阿胶二两　生姜二两　牡丹皮二两（去心）　甘草二两　半夏半斤　麦门冬一升（去心）

　　右十二味，以水一斗，煮取三升，分温三服，亦主妇人少腹寒，久不受胎，兼取崩中去血，或月水来过多，及至期不来。

吴茱萸

　　《神农本草经》：味辛，温。主温中，下气，止痛，咳逆，寒热，除湿血痹，逐风邪，开腠理。

当归

见"芎归胶艾汤"篇。

川芎

见"芎归胶艾汤"篇。

芍药

见"桂枝汤"篇。

人参

见"附子汤"篇。

桂枝

见"桂枝汤"篇。

阿胶

见"芎归胶艾汤"篇。

生姜

见"桂枝汤"篇。

牡丹皮

见"桂枝茯苓丸"篇。

甘草

见"桂枝汤"篇。

半夏

见"半夏贝母苦参丸"篇。

麦门冬

《神农本草经》：味甘，平。主心腹，结气伤中伤饱，胃络脉绝，羸瘦短气。久服轻身，不老不饥。

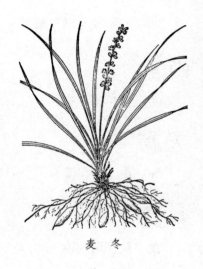

麦冬

麦门冬在《神农本草经》里归类为上品药，入药的部位是肉质的块根，枣核形。《神农本草经》中记载麦门冬味甘，性平，但《本草经集注》描述麦门冬味甘、平、微寒，无毒。麦门冬入药部位是块根，质润津多，味甘性偏寒，所以既能滋阴补津又不助热，有很好的养阴润肺、清心除烦、益胃生津功效。

在讲组方之前先说一下温经汤在临床的应用。温经汤临床应用非常广，尤其是用在更年期综合征，有的患者可能已经绝经了，也可以应用。我们想一下是不是这样？条文里说年五十，体内有瘀血，那很多更年期女性都有胞宫瘀血的问题，症状上表现为一些烦躁、燥热，内寒外热，有很多人呼一下就感觉热上来了，出一身汗。正常人一两年更年期就过去了，但有些人更年期症状可持续五六年，这都是温经汤的指征。临床还有一些，比如女性白带的异常，包括一些妇科疾病、不孕症，只要病机契合的话都可以去使用。

现在讲一下温经汤的组方，这个方要是拆子方能拆出好多，在思维导图里我只拆了核心的四个子方。下面我们看看到底有哪些？

第一，这里面有没有桂枝汤啊？桂枝汤就差一个大枣，温经汤里核心的子方就是桂枝汤。

第二，吴茱萸我们就想到吴茱萸汤。吴茱萸汤由哪些中药组成呢？吴茱萸、生姜、大枣、人参，也就是差一味大枣，吴茱萸汤就很完整了。吴茱萸味辛性热，臊味也重。在经方吴茱萸汤里吴茱萸用量是非常大的，而一些南方医家认为它过于大辛大热，使用时量特别小，都是按粒抓，一粒两粒。吴茱萸汤它是温营血的。这里需要注意的是吴茱萸汤里的吴茱萸是六两，而这里面变成了三两，仲景在合方的时候药物都减量了。

第三，这里面有生姜、甘草、人参，是不是生姜甘草汤差一个大枣，它是补津液的。

第四，我们讲妇科的方，一直没离开四物汤，这里有没有四物汤？芍药、当归、川芎，就差一味地黄，但它有麦冬。

第五，这里面川芎、阿胶、甘草、当归、芍药，是不是也有芎归胶艾汤的影子？阿胶、当归、川芎，这是一组血药的组合。

第六，这里有没有桂枝茯苓丸啊？桂枝茯苓丸差了茯苓、桃仁，其他的都有。

第七，麦门冬汤。麦门冬、半夏、人参、甘草，麦门冬汤差大枣、粳米。

第八，还有最重要的炙甘草汤。温经汤一个方，里面发现了这么多经方的影子，实际上它是非常全面地对治这种到了厥阴寒热错杂的情况。我们知道张仲景用方，在太阳、少阳、阳明，在三阳病的时候偏性是很明显的，就像我刚才说的半夏厚朴汤它整体是偏温的，但是温经汤，在厥阴这个层面它是寒热错杂的，用药也是寒热错杂的。这里又有很多子方，在学温经汤的时候应该把这些方都复习一遍，通过学习这些方对温经汤就有了一个全面的理解，一个更深刻的认识。

土 瓜 根 散

一、条文分析

带下经水不利，少腹满痛，经一月再见者，土瓜根散主之。

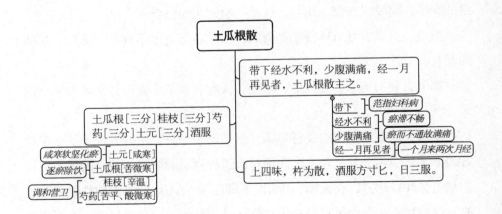

土瓜根散的条文比较好理解，"带下"，还是泛指妇科疾病，腰带以下的疾病。"经水不利"，就是月经不调，应该是指经量方面的。"少腹满痛"，是瘀血瘀滞不通，气滞则满，不通则痛。"经一月再见者"，月经一个月来两次。我觉得仲景还是举例子，不一定说一个月来两次，可能月经周期过短也可能月经周期过长，总之是瘀血引起来的。仲景还是给我们提供一个思路和方向，因为瘀血引起的月经不调方有很多，只是每个方的侧重点不同，比如说当归芍药散，当归芍药散里面有茯苓、泽泻，利水力度非常大，是在活血化瘀的基础上偏于利水，而土瓜根散则攻逐力量很强。

二、组方分析

土瓜根　桂枝　芍药　土元各三分

上四味，杵为散，酒服方寸匕，日三服。

土瓜根

《神农本草经》：土瓜，味苦，寒。主消渴，内痹，瘀血，月闭，寒热酸疼，益气，愈聋。

土瓜根又称公公须，因为它像葡萄藤一样，长出卷卷的胡须，攀缘在其他物品上。果实呈椭圆形，像红色的、黄色的鹅蛋。我们今天用的是它的根。黄元御在《长沙药解》中记载土瓜根味苦，性微寒。土瓜根苦寒滑利，善行经脉，能破瘀行血，化癥消癥。土瓜根泻下之力非常强，临床需注意调整用量。土瓜根可外用导大便硬结，《肘后方》曰："土瓜根汁，入少水，内筒，吹入肛门内，取通。"《肘后备急方》中记载土瓜根有美容去痘的功效，所以现代也把土瓜根粉广泛用于制作美容面膜。

桂枝

见"桂枝汤"篇。

芍药

见"桂枝汤"篇。

#

见"下瘀血汤"篇。

土瓜根散里有一味虫类药，即土元，也叫土鳖虫，是虫类药里比较便宜的。这种虫类活血化瘀药一般都是咸味的，咸能软坚。土元性咸寒，能软坚散结。土瓜根苦，微寒，以活血化瘀为主，也能化饮，就是轻微的饮证。桂枝、芍药这一对组合我们知道，桂枝是辛温辛散的，可以温阳、振奋阳气。芍药能除血痹、活血养血。桂枝芍药能调和营卫，也能解表证。这个组方大的方向肯定是活血化瘀，从这四味药可以看出来，它立足的侧重点和层面不同，针对的病机是瘀血为主有轻微的水饮，同时兼有表证。这个方实际不复杂，我给大家分享一下我的使用经验。当时有个患者她是来治疗痛经的，我给用的土瓜根散，药量很少，好像都是 5 克。她说吃完药在屋里就坐不住了，到厕所开始拉稀，泻出如水，第二天她就来找我了。土瓜根有一个泻下的作用，药力太强，在这儿我只是讲她用完土瓜根以后的反应，提醒大家用土瓜根散药量一定要特别小。根据人的体质，攻逐力强，适当的泻下是可以的，但别整得劲儿太大了。总之，这些经方要用，只有用才会有经验，才能体会，包括它的临床效果。

旋覆花汤

一、条文分析

寸口脉弦而大，弦则为减，大则为芤，减则为寒，芤则为虚，寒虚相搏，此名曰革，妇人则半产漏下，旋覆花汤主之。

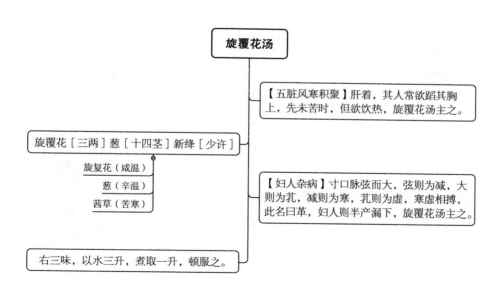

旋覆花汤

【五脏风寒积聚】肝着，其人常欲蹈其胸上，先未苦时，但欲饮热，旋覆花汤主之。

旋覆花［三两］葱［十四茎］新绛［少许］

旋复花（咸温）
葱（辛温）
茜草（苦寒）

【妇人杂病】寸口脉弦而大，弦则为减，大则为芤，减则为寒，芤则为虚，寒虚相搏，此名曰革，妇人则半产漏下，旋覆花汤主之。

右三味，以水三升，煮取一升，顿服之。

《金匮要略》中有两处提到了旋覆花汤，就是思维导图中的这两个条文。第一个使用的地方是用来治疗肝着。在治疗肝着方面，后世医家有一些体会，主要是用于肝气郁结、胸胁胀满、气滞血瘀等症状。第二个使用的地方在"妇人杂病"里，它是治妇人的"半产漏下"，此条后世有些医家认为是错简。如果是因为肝气郁结、气滞血瘀导致的半产漏下，可以考虑用这个方。

条文中"寸口脉弦而大，弦则为减，大则为芤"，可以理解为本身是个弦脉，但是往下按的时候，力度减少了，和芤脉比较类似，初按是大的，中间是空的，条文中是或者的关系，或者是一个弦脉，或者是一个芤脉。

二、组方分析

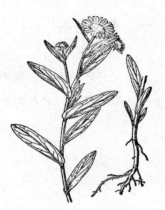

旋覆花三两　葱十四茎　新绛少许

右三味，以水三升，煮取一升，顿服之。

旋覆花

《神农本草经》：味咸，温。主结气，胁下满，惊悸，除水，去五脏间寒热，补中，下气。

旋覆花

旋覆花味咸，咸可软坚润下；性温，温可通行温化水饮，所以旋覆花可以下气除饮化痰。旋覆花在《伤寒论》《金匮要略》中一共出现两次，一个是旋覆代赭石汤，一个是本方。

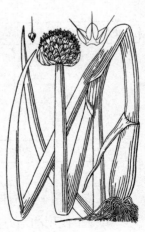

葱

《神农本草经》：可作汤，主伤寒、寒热，出汗，中风，面目肿。

葱是我们日常生活中必不可少的食材，味

葱

辛性温，能发汗解表、散寒通阳，但发汗力度不大。

茜草

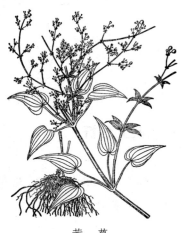

茜　草

《神农本草经》：味苦，寒。主治寒湿风痹，黄疸，补中。

仲景旋覆花汤方中原药为"新绛"，因药典已不复记载，其原生药物有争议，一说新绛为茜草，一说为红花。后考证，认为"新绛"原意是指用茜草汁染的丝织品。陶弘景称绛为茜草，谓新绛为新刈之茜草。在此我们理解为茜草。

茜草性寒入血分，所以能凉血止血，且能化瘀。

旋覆花汤在组方方面，旋覆花咸温，中医里有"诸花皆升，旋覆独降"一说，旋覆花能降气化痰，降逆止吐。葱是辛温的，能散、能通阳散结。茜草能活血化瘀，通络止痛，为治肝脏气血瘀滞疼痛常用之品。这三味药组合用来治疗肝着，也就是肝气郁结、情志郁结、胸胁满胀，包括气滞血瘀，从病机上、药性上，都非常切合。这种案例在叶天士的医案里随处可见。叶天士特别善用两三味药或者四五味药的升降组合来组方，在临床应用非常多，可以说是药简力专，他也善用旋覆花汤。后世医家发明了很多与"旋覆花汤"同名的方剂，基本上是在这个方的基础上做加减，用原方来治病的应该说很少。

大黄甘遂汤
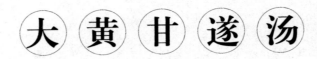

一、条文分析

　　妇人少腹满如敦状，小便微难而不渴，生后者，此为水与血俱结在血室也，大黄甘遂汤主之。

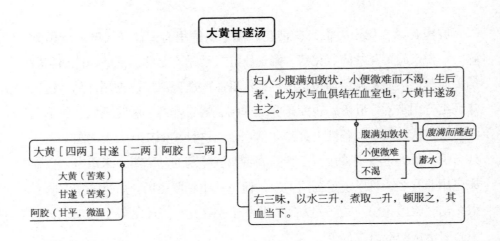

　　"妇人少腹满如敦状"，这是对症状的描述，是指妇人腹满而隆起。"小便微难而不渴"，在病机的解释里为下焦的蓄水，也就是有水饮。"生后者"，指的是产后。"此为水与血俱结在血室也，大黄甘遂汤主之"，单从症状上来说，还看不出是水与血俱结，具体要从产后来分析。产后肯定是血虚或者血瘀，所以条文中每一句话都是有所指的，如果条文中不加

"生后者"，那就很模糊了。临床上只要是水与血结，肯定会有很多症状，比如月经有血块，所以说方证对应不是很准确。每一个方的病机确确实实是隐藏在条文中的，就看我们怎么去理解和抓取。仲景为了让人理解条文背后的病机，会通过对症状的语言描述，让你感觉到，比如此条，细读条文的时候，发现有产后、腹满如敦状、小便微难而不渴，其实就是在提示水与血结的可能性很大，如果是单纯的水证，也不能用这个方。同样的，如果不是产后或产后子宫的血肿，比如说卵巢囊肿，其核心是水与血结，结在血室，就是结在子宫或腹部，也可以用。临床上有人甚至把这个方应用到肝硬化的腹水。

二、组方分析

大黄四两　甘遂二两　阿胶二两
右三味，以水三升，煮取一升，顿服之，其血当下。

大黄

见"大承气汤"篇。

甘遂

《神农本草经》：味苦，寒。主大腹疝瘕，腹满，面目浮肿，留饮宿食，破癥坚积聚，利水谷道。

甘遂是大戟科植物甘遂的块根，味苦性寒，有毒性，逐水力量强，用于腹水的治疗较多。

阿胶

见"芎归阿胶汤"篇。

从大黄甘遂汤组方上来看，虽然只有大黄、

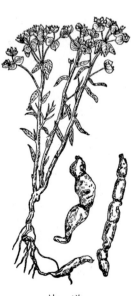

甘遂

甘遂、阿胶三味药，但充分体现了仲景的用方法度。大黄有两个功能，这里肯定不是用来通便的，而是攻血的，是活血化瘀的。甘遂是逐水的，逐水的力量非常强。甘遂还在十枣汤、甘遂半夏汤中可见到，都是治疗胸水、腹水的，逐水力度都是很大的。在大黄甘遂汤中，大黄和甘遂这对组合力度是非常强的，一个攻血，一个逐水，配上阿胶补血补津液，防止攻伐过度，这样两攻一补，组成非常完美的一个组合。当然整体上药势是偏猛的，药力是偏大的。

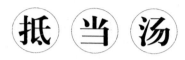

抵当汤

一、条文分析

> 妇人经水不利下，抵当汤主之。（亦治男子膀胱满急有瘀血者）

关于"抵当汤"的方名有两种说法，一个是胡希恕老先生说"抵挡"是"担当"的意思，因为这个方子的力量比较强，所以叫抵当汤。还有一种说法是说"抵当"是"水蛭"的一种方言，方中以水蛭为主药所以叫抵当汤。

抵当汤的内容比较多，适用范围还是比较广的，但是在"妇人杂病"篇里只有一句，"妇人经水不利下，抵当汤主之。亦治男子膀胱满急有瘀血者"。妇人经水不利下，可以用的方很多，比如当归芍药散、桂枝茯苓丸、芎归胶艾汤、温经汤，那什么时候用抵当汤？也就是经水不利要有抵当汤的病机指征时使用，所以就需要理解抵当汤对应哪些病机。我们来系统看一下抵当汤在《伤寒论》中的条文。

先看 124 条，"脉微而沉，反不结胸"，说明邪在下焦，可以理解为尺脉微而沉，而不是关脉。也就是说"脉微而沉"，有可能是结胸证，但条文说的是"反不结胸"，所以说明邪在下焦。"其人发狂者"就是指患者出现了神志症状了，这里要注意与桃核承气汤鉴别点，桃核承气汤是"其人

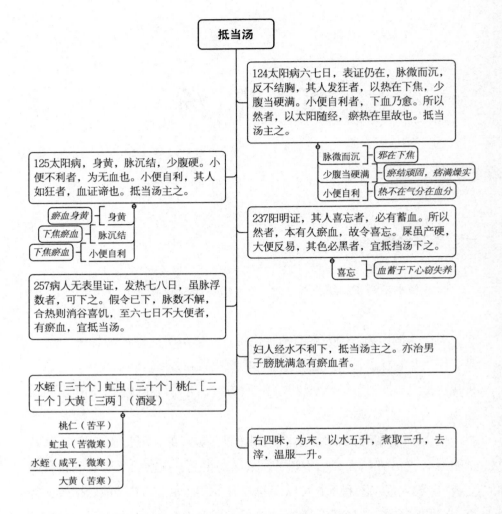

抵当汤

124太阳病六七日，表证仍在，脉微而沉，反不结胸，其人发狂者，以热在下焦，少腹当硬满。小便自利者，下血乃愈。所以然者，以太阳随经，瘀热在里故也。抵当汤主之。

脉微而沉 —— 邪在下焦

少腹当硬满 —— 瘀结顽固，痞满燥实

小便自利 —— 热不在气分在血分

125太阳病，身黄，脉沉结，少腹硬。小便不利者，为无血也。小便自利，其人如狂者，血证谛也。抵当汤主之。

瘀血身黄 —— 身黄

下焦瘀血 —— 脉沉结

下焦瘀血 —— 小便自利

237阳明证，其人喜忘者，必有蓄血。所以然者，本有久瘀血，故令喜忘。屎虽硬，大便反易，其色必黑者，宜抵挡汤下之。

喜忘 —— 血蓄于下心窍失养

257病人无表里证，发热七八日，虽脉浮数者，可下之。假令已下，脉数不解，合热则消谷喜饥，至六七日不大便者，有瘀血，宜抵当汤。

妇人经水不利下，抵当汤主之。亦治男子膀胱满急有瘀血者。

水蛭［三十个］虻虫［三十个］桃仁［二十个］大黄［三两］（酒浸）

桃仁（苦平）

虻虫（苦微寒）

水蛭（咸平，微寒）

大黄（苦寒）

右四味，为末，以水五升，煮取三升，去滓，温服一升。

如狂"，这表明抵当汤证患者神志症状的程度比桃核承气汤证更重。

"少腹当硬满"，这是抵当汤的一个主症。硬满反映的是瘀结，摸起来有硬块，满是患者一个自觉症状，也可以从外表看出来，但是硬是用手可以摸出来的。抵当汤用的是虫类药，攻逐瘀结的力度是比较强的，对治一个硬满，说明这个瘀结很顽固。

抵当汤的"小便自利者"是有内涵的，一个说明热邪不在气分在血分。如果邪气在气分的话，膀胱气化不利一定会出现小便不利的情况。小便自利，说明膀胱的气化没什么问题，邪在血分，跟小便没有什么关系。同时通过"少腹硬满"与"小便自利"的描述，可以知道这个硬满不是膀胱尿潴留的情况，进一步说明不是膀胱气化的问题而是血的问题，跟小便和膀胱没有关系。条文里"太阳随经，瘀热在里"，有的医家认为六经就是经络，把桃核承气汤证认为是太阳经腑证、膀胱蓄血证，把经络和六经混为一谈，虽然有时候六经可以用经络的名称来指代，但二者不是完全等同的。

这个条文里有几个重要的反思点需要认真思考，"少腹硬满"到底里面是什么东西？可能是"气滞""食积""水饮""痰瘀"等，而这里的"少腹硬满"一定是一个很顽固的"瘀血"。然后"小便自利"又说明了很多问题，说明它不是膀胱气化的问题，这一点也是与五苓散和桃核承气汤主要的鉴别点。

第125条，这里的"身黄"是瘀血身黄，这种情况在仲景的病机体系里确实是存在的。发黄有很多种，比如"湿邪"可以导致发黄，阳黄以湿热为主，阴黄以寒湿为主。本条条文中病机比较单纯，瘀血体质的人面色可能会比较暗黄，主症还是有"少腹硬"。后面跟了一个条件句，"小便不利者，为无血也，小便自利，其人如狂者，血证谛也，抵当汤主之"，这里的小便不利，指的是病不在血分，在气分，那用五苓散或别的方就可以了。这一条与上一条有重复之处，但也进一步补充了上一条，一是身黄，一是整体脉偏沉，总的病机病位是在下焦的一个瘀血，但也有身黄这样一个表象。

第237条更有代表性，也值得引起注意。"阳明证，其人喜忘者，必有蓄血"，这是仲景行文的一种方法，在临床上健忘的人一定会蓄血吗？健忘不一定就蓄血，但健忘可以联想到蓄血。临床上见到有些患者是健忘的，如果没有深入学习这一条，可能就不会有这种联想，健忘有可能是蓄血，正常来说我们不会有这种思路。仲景的原意可能是一种指代，指代会有情志问题的出现，因为抵当汤中有"其人发狂"的情志问题指征，所以这条用"其人喜忘"来指代情志问题。原文中怕人不理解，又解释"所以然者，本有久瘀血，故令喜忘"，瘀血还不是新的瘀血，是时间长的久瘀之血、陈旧性的瘀血，容易令人喜忘，这样就给临床病机一个很好的补充。

"屎虽硬，大便反易，其色必黑者"，是进一步补充说明这个便秘是带有瘀血的便秘。"其色必黑"很好理解，因为有瘀血融合在大便里所致，和阳明腑实大承气汤证的实热不一样，这里完全是以瘀血为主，相比而言，瘀血的便秘是比较容易下的。

第257条虽然是对抵当汤的一个补充条文，但是仍然应该仔细研读，重点在"合热则消谷善饥，至六七日不大便者，有瘀血，宜抵当汤"。"消谷善饥"病机是胃中有热，特别能吃，吃完后一会儿就饿了，有胃热就会有这种情况。大便不容易，"六七日不大便"，这是仲景的行文方式，告诉我们有瘀血的情况下可能大便容易，也有可能不容易。临床因患者素体不同，所以要分情况，如果单纯是有瘀血，没有阳明热证和腑实证，大便就比较容易，如果有瘀血的情况下，又有阳明的热证和腑实证，那大便就不容易。但是瘀血的指征是肯定的，比如少腹满硬，此条可能没有写出来而已。临床上的病情是非常复杂多变的，只有熟练地把这些条文都理解了，才能在临床上变通，否则就容易断章取义，对经方僵化理解。

现在简单说一下抵当汤和桃核承气汤的鉴别。首先桃核承气汤的原文中提到"其人如狂"，抵当汤是"其人发狂"，实际上都有出现情志问题，但抵当汤的程度要比桃核承气汤大。其二，桃核承气汤证有小便不利，它是"热结膀胱"，热与气、血俱结。血结的程度比气结的程度轻，血也是新血，而且有尿血。如果是单纯的热与气结或水与热结，那就是五苓散证或猪苓汤证。抵当汤证是小便自利，它是热与血结，而未与气结，而且血结也不是新瘀，是时间比较久、程度比较重的。其三，从组方来看，桃核承气汤有五味药：桃仁、桂枝、大黄、芒硝、炙甘草，实际上就是调味承气汤加上桃仁、桂枝，总体上还是一个清热力量大、活血化瘀力量小兼微有解表；而抵当汤有虫类攻瘀药，攻下逐瘀力量强。

二、组方分析

水蛭三十个（熬）　虻虫三十个（熬、去翅足）　桃仁二十个（去皮尖）　大黄三两（酒浸）

右四味，为末，以水五升，煮取三升，去滓，温服一升。

水蛭

《神农本草经》：味咸，平。主逐恶血，瘀血，月闭。破血瘕积聚，无子，利水道。

《神农本草经》中记载水蛭性平，从《本草经集注》开始记载水蛭性微寒。水蛭咸寒，咸以软坚，软坚散结，攻坚逐瘀的力量很强，

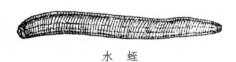

水蛭

能够把硬的积块给消掉。水蛭是价格比较贵的一味药，现在有很多地方专门养殖水蛭。水蛭吸血力强，以前看过国外的一个视频，就是用水蛭吸血的方法来治疗静脉曲张。

虻虫

《神农本草经》：味苦，微寒。主逐瘀血，破下血积，坚痞，癥瘕，寒热，通利血脉及九窍。

虻虫原名蜚虻，是典型的吸血昆虫，雌虻常群聚在牛、马、驴等家畜身体上吸吮血液。雄虻不吸血，

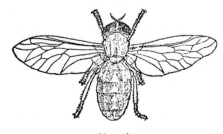

虻虫

只吸食植物的汁液，所以入药的是雌虻虫。

仁

见"桂枝茯苓丸"篇。

大黄

见"大承气汤"篇。

抵当汤总共只有 4 味药，水蛭、虻虫攻逐的力度比较大。这两个虫类药有一个共同的特点，就是跟水有关，水蛭是在水里，虻虫是在水上，所以它们除了逐血之外，也有一定的化饮功效。水蛭、虻虫作为虫类药有一定的补益作用。这个补益作用是通过两个方面表现，一方面通过攻逐瘀血的作用把瘀血去除了，体内血行的道路通畅了，营养的成分才可能更好地吸收，从而进行补益。另一方面所有的动物药都是血肉有情之品，本身具有补益的作用。桃仁是临床常用的活血化瘀的植物药，酒大黄攻下的力量减弱，活血的力量增强了。水蛭、虻虫、桃仁、大黄它们组合在一起，攻逐下焦少腹的久积之瘀血。

小 建 中 汤

一、条文分析

> 妇人腹中痛，小建中汤主之。

本条说"妇人腹中痛，小建中汤主之"，腹中痛可用小建中汤，但不是所有的腹中痛都要用小建中汤。我们来系统地看一下小建中汤的条文，对小建中汤做一个全面的学习和了解。

先看第 100 条，"伤寒"，伤寒是指什么呢？这里可以指代太阳表证。"阳脉涩，阴脉弦"，可以理解为寸脉涩，尺脉弦。太阴脾胃虚弱故津虚血少，津虚血少故脉涩。弦脉主饮主寒主气滞血瘀，也是中焦脾胃不足失于运化造成的。"法当腹中急痛"，腹中急痛是怎么造成的？是脾胃运化不足，津血亏虚失于濡养造成的。这里要记住一点，芍药虽缓急止痛力强，但它是个寒药，性寒易伤脾胃，脾胃虚寒，芍药要减量，临床运用全在医者运畴。

102 条"伤寒二三日，心中悸而烦者，小建中汤主之"，"悸而烦"，说明中焦虚弱失于运化而导致上焦津血不足，失于濡养，就会出现心中悸而烦。

"血痹虚劳病"篇："虚劳里急，悸，衄，腹中痛，梦失精，四肢酸

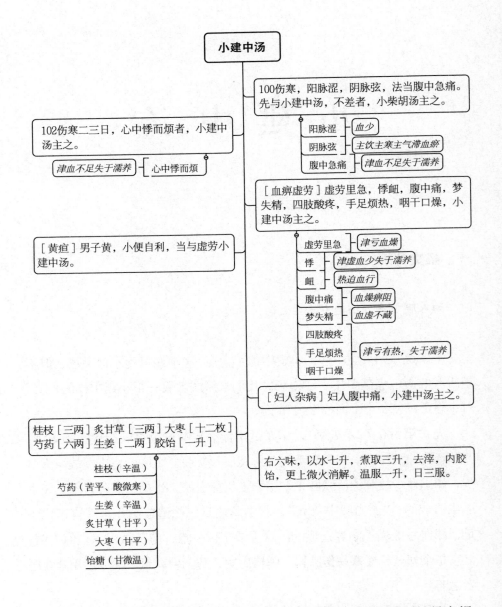

小建中汤

100伤寒，阳脉涩，阴脉弦，法当腹中急痛。先与小建中汤，不差者，小柴胡汤主之。

阳脉涩 —— 血少
阴脉弦 —— 主饮主寒主气滞血瘀
腹中急痛 —— 津血不足失于濡养

102伤寒二三日，心中悸而烦者，小建中汤主之。

津血不足失于濡养 —— 心中悸而烦

[血痹虚劳] 虚劳里急，悸衄，腹中痛，梦失精，四肢酸疼，手足烦热，咽干口燥，小建中汤主之。

虚劳里急 —— 津亏血燥
悸 —— 津虚血少失于濡养
衄 —— 热迫血行
腹中痛 —— 血燥痹阻
梦失精 —— 血虚不藏
四肢酸疼
手足烦热 —— 津亏有热，失于濡养
咽干口燥

[黄疸] 男子黄，小便自利，当与虚劳小建中汤。

[妇人杂病] 妇人腹中痛，小建中汤主之。

桂枝 [三两] 炙甘草 [三两] 大枣 [十二枚] 芍药 [六两] 生姜 [二两] 胶饴 [一升]

桂枝（辛温）
芍药（苦平、酸微寒）
生姜（辛温）
炙甘草（甘平）
大枣（甘平）
饴糖（甘微温）

右六味，以水七升，煮取三升，去滓，内胶饴，更上微火消解。温服一升，日三服。

疼，手足烦热，咽干口燥，小建中汤主之。"虚劳是一大类病，就是虚损、乏力的一系列症状。"虚劳里急"还是津血亏虚不能濡养导致的。"悸、衄"，"悸"，津虚血少失于濡养。"衄"，热迫血行。"腹中痛"，是小建中汤的主症，病机就是津血亏虚失于濡养，所以此处的"里急"，可以理解为疼痛、急迫或者不舒服。"梦失精"是血虚不藏。"四肢酸疼，手足烦热，咽干口燥"，这是一组典型的阴虚发热、津亏不能濡润而出现的症状表现。《伤寒论》274 条说"太阴中风，四肢烦疼，阳微阴涩而长者，为欲愈"，可见四肢烦疼是太阴中风的典型症状。

二、组方分析

桂枝三两　芍药六两　生姜二两　炙甘草三两　大枣十二枚　胶饴一升

右六味，以水七升，煮取三升，去滓，内胶饴，更上微火消解。温服一升，日三服。

桂枝

见"桂枝汤"篇。

芍药

见"桂枝汤"篇。

生姜

见"桂枝汤"篇。

甘草

见"桂枝汤"篇。

大枣

见"桂枝汤"篇。

饴糖

见"当归建中汤"篇。

小建中汤的组方就是桂枝汤倍芍药加饴糖。桂枝汤是本书开篇讲的第一个方子，讲得已经非常详细了，桂枝汤基础上略做加减而成的桂枝加芍药汤、小建中汤等都是太阴的主方，所以我说桂枝汤也是偏太阴的方子。腹中痛是小建中汤对治的主要症状，所以倍芍药是取芍药凉降疏通、缓急止痛之效。桂枝汤辛甘化阳、温补太阴，配饴糖补虚生津，共建补益中焦脾胃之功。《伤寒论》280条："太阴为病，脉弱，其人续自便利，设当行大黄芍药者，宜减之。以其人胃气弱，易动故也。"此条提醒我们用建中类方时要注意太阴不足、脾胃虚寒之人用芍药量宜减之。

肾 气 丸

一、条文分析

问曰：妇人病，饮食如故，烦热不得卧，而反倚息者，何也？师曰：此名转胞不得溺也。以胞系了戾，故致此病，但利小便则愈，宜肾气丸主之。

肾气丸是后世经常使用的一个名方，被制成中成药广泛用于临床。但它的核心病机是什么呢？通过对经方的学习和理解，会发现后世对这个方子还是有很多曲解的。后世理解肾气丸主要就是补肾阳的，从组方分析我们可以看出肾气丸偏于补益和利水的层面，方中有茯苓和泽泻，利水药的比重较大，实际上是一个补益与利水并重的方子。

在"血痹虚劳病"篇里，"虚劳腰痛，少腹拘急，小便不利者，八味肾气丸主之。"病机为肾虚的腰痛，在这里只能说是肾气虚，小便不利就是膀胱气化不利，是肾阳气不足造成的。

在"痰饮咳嗽病"篇里，"夫短气有微饮，当从小便去之，苓桂术甘汤主之；八味肾气丸宜主之。"这里的短气与微饮，是一个下焦饮逆造成的，需要温阳化气利小便，可以用苓桂术甘汤，也可以用八味肾气丸。

在"消渴小便不利淋病"篇中，"男子消渴，小便反多，以饮一斗，

肾气丸

【血痹虚劳】虚劳腰痛，少腹拘急，小便不利者，八味肾气丸主之。

【痰饮咳嗽】夫短气有微饮，当从小便去之，茯苓桂枝白术甘草汤主之，肾气丸亦主之。

【消渴小便不利淋病】男子消渴，小便反多，以饮一斗，小便一斗，肾气丸主之。

【中风历节病】崔氏八味丸 治脚气上入，少腹不仁。

【妇人杂病】问曰：妇人病，饮食如故，烦热不得卧，而反倚息者，何也？师曰：此为转胞，不得溺也。以胞系了戾，故致此病。但利小便则愈，宜肾气丸主之。

干地黄［八两］薯蓣［四两］山茱萸［四两］
泽泻［三两］茯苓［三两］牡丹皮［三两］
桂枝［一两］炮附子［一两］

饮食如故 —— 中焦无恙
烦热不得卧 —— 肾水不济心火独亢
而反倚息 —— 下焦饮逆

右八味末之，炼蜜和丸，梧子大，酒下十五丸，加至二十五丸，日再服。

干地黄（甘寒）
山药（甘温）
山茱萸（酸平，微温）
泽泻（甘寒，咸）
茯苓（甘平）
牡丹皮（辛寒）
桂枝（辛温）
炮附子（辛温）

小便一斗，肾气丸主之。"这里的消渴在《黄帝内经》和后世医家都有一些解释，大学教材也分为上消、中消、下消。"以饮一斗，小便一斗"，属于下消。临床上有消渴不一定就有糖尿病，二者不能直接画等号，但是很多糖尿病初期也表现为一种消渴的症状，喝得多，尿得多。肾气丸在这里主要针对的是肾气虚或膀胱气化不利的情况。

在"妇人杂病"篇中，"问曰：妇人病，饮食如故，烦热不得卧而反倚息者，何也？"这里面有热象了，而不是大学教材里讲的肾阳虚的症状，一派寒象。这里出现了热象，"烦热不得卧"，是肾水不济，心火独亢，是一个寒热错杂的情况。"饮食如故"说明中焦没有问题。"而反倚息"与前面讲的有微饮是一个病机，是对饮逆的不同的描述。然后讲道："师曰：此为转胞，不得溺也。以胞系了戾，故致此病。"胞就是膀胱。胞系就是输尿管。肾脏可能由于某种原因下降了，导致输尿管弯曲或者捻转，尿不得入于膀胱而尿闭。古人认为"胞系了戾"，就是一个人排尿排不出来，中医叫癃闭，比小便不利更严重了。妇人得此病，可能是输尿管折叠了，这是古人的一种推测。在临床上不一定是输尿管折叠了，各种原因都可能引起，比如水饮较重，或者膀胱气化不利引起癃闭。还有医家认为是子宫的位置异常，子宫后倾，或者是子宫脱垂，压迫膀胱和尿道口引起癃闭。不管如何，反映出来的问题是一个严重的小便不利。

二、组方分析

　　干地黄八两　薯蓣四两　山茱萸四两　泽泻三两　茯苓三两　牡丹皮三两　桂枝一两　附子（炮）一两

　　右八味末之，炼蜜和丸，梧子大，酒下十五丸，加至二十五丸，日再服。

见"芎归胶艾汤"篇。

山药

《神农本草经》：味甘，温。主伤中，补虚赢，除寒热邪气，补中益气力，长肌肉。久服耳目聪明，轻身不饥，延年。

山药原名薯蓣，唐代宗名李豫，因避讳改为薯药；北宋时因避宋英宗赵曙讳而更名山药。河南怀庆府所产最佳，谓之"怀山药"。山药药性平和，也是我们日常的食物，味甘性温有补益作用，可以常吃。《金匮要略》"血痹虚劳病"篇里面有个薯蓣丸，药味很多，就是以山药为主药，补益各种虚损。

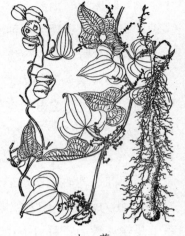

山药

山茱萸

《神农本草经》：味酸，平。主心下邪气，寒热，温中，逐寒湿痹，去三虫。久服轻身。

山茱萸药用部位是山茱萸的干燥成熟果肉，味酸收敛。山茱萸有较强的凝聚之力，说山茱萸补肾实际上是收藏和凝聚肾气，也有涩精和止崩漏的功用。

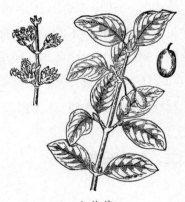

山茱萸

泽泻

见"当归芍药散"篇。

茯 苓

见"当归芍药散"篇。

牡 丹 皮

见"桂枝茯苓丸"篇。

桂 枝

见"桂枝汤"篇。

附 子

见"附子汤"篇。

我们看肾气丸的组方，肾气丸顾名思义是补益肾气。何以补肾气？地黄、山药滋补肾阴，山茱萸、附子补肾脏之阳。桂枝温阳化气，茯苓、泽泻利水，牡丹皮行气活血。从组方看患者既有津亏又有水饮，所以用地黄甘寒滋阴补津清虚热，苓桂剂温化水饮。诸药共奏阴阳双补、阴平阳秘、利水通淋之功，可广泛应用于肾气不充所致膀胱气化失司、小便不利诸证。

妇科临床验案

倒经、逆经案

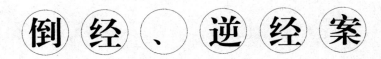

陈某，女，28岁。

舌质暗、苔薄略黄腻，有齿痕，脉沉细略数。

主诉：逆经3个月。

现病史：5个月前出现偶尔吐血，西医诊断为肺炎，故疑为肺炎咳血。近3个月月经期间吐血，血色鲜红，黏，有血块，最多1天5～6口，月经量少，有血块色黯。伴痛经，时轻时重。白带量多，色黄，腥味。口干，有习惯性口腔溃疡，口渴饮水多。怕热，不爱出汗。能食，消谷善饥，腹胀打嗝，偶尔反酸。大便一直偏稀，不成形。尿频，尿黄。起夜3～4次。眠可。手脚心热，热得睡不着觉。腰痛，腰凉。

一诊：麦门冬汤7剂。

大便略成形，余症无变化。

二诊：三物黄芩汤7剂。

二诊服药第3天来月经，患者反馈月经第1天和第2天与上次月经相比好很多，偶有要吐血的感觉，但并未吐血。但到第3天又和上次月经一样吐血。患者自述手脚热并未有明显减轻，睡觉时经常被热醒。

三诊：黄连阿胶汤7剂。

月经结束后3天服完三物黄芩汤来诊，予黄连阿胶汤，服至第4天患者反馈手脚热大减，嘱续服1周巩固，至下次月经患者反馈已无吐血。

用方思路：

一诊用麦门冬汤用半夏降胃安冲，麦门冬甘寒养津清虚热，人参、甘草大补中气以生津液，治"火逆上气，咽喉不利"。另借鉴陈修园在《女科要旨》论述用麦门冬汤治疗妇人返经、上逆、吐衄等症。

一诊效不明显，所以二诊用三物黄芩汤苦寒与甘寒并用，既清实热又清虚热，治"四肢苦烦"。二诊用药有效，患者逆经较之前有所减轻，但仍有吐血且手脚热之主症没有明显减轻，说明部分病机符合，但用方并不精准。

三诊用黄连阿胶汤，芍药配芩、连酸苦清热除烦，鸡子黄配阿胶补津血不足。该患者习惯性口腔溃疡、口干口渴为心火亢盛，消谷善饥、手脚心热为脾胃之火，经期吐血为心胃之火迫血上行。故黄连阿胶汤可完美对治。

后读刘渡舟先生医案记载用三黄泻心汤治逆经效案与本案异曲同工。

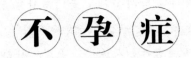

高某，女，24 岁。

舌红、苔薄白，有齿痕。脉细数。

主诉：不孕。

现病史：不孕，想怀孕。晨起口苦，既往习惯性口腔溃疡，现舌尖破、发木十余天。怕冷，腋下出汗，睡觉出汗。食欲正常，偶有腹胀，偶有胃痛，大便偏稀发黏，尿黄。经期不准，不定期，往后延，最长 2 个月。经量偏少，深红，有血块。痛经，有时疼痛特别剧烈，有时痛轻。偶有心慌、胸闷气短，偶有耳鸣，按按即愈。偶有晨起手胀。手脚夏天热，冬天凉。西医检查，多囊卵巢，排卵功能不好。

一诊：生甘草泻心汤 7 剂。

二诊：生甘草泻心汤 7 剂续服。

三诊：当归芍药散 7 剂。

后以当归芍药散为主方，间用桂枝茯苓丸。

中间出现腹胀气加重伴心烦怕热，予栀子枳实豉汤 1 周。

2 个月左右微信反馈已怀孕。

用方思路：

女性不孕症的治疗重在调气血、调受孕环境。患者虽然目的是调不孕，但根据患者整体身体情况先予 2 周生甘草泻心汤对治脾胃问题及上焦热象，药后口腔溃疡痊愈，无腹胀，大便成形。而后以当归芍药散为主方，水血同调或以桂枝茯苓丸调血为主，出现兼症则见招拆招，气血调和，诸症好转，受孕水到渠成。

所以说治病用药要有步骤，有环节设想，从而为取得枢机创造有利条件，进而把握病情。

痛 经

邹某，女，46 岁。

舌质淡红、苔白腻，舌下粗黑瘀络，脉弦数。

主诉：痛经半年。

现病史：去年 8 月开始，月经来的时候开始痛，怕冷，热了舒服，冷痛，经量多，色深，有血块。怕风怕冷，不爱出汗，不渴，腹胀，排气多。月经前腹胀，怕吃凉物，大便正常，尿频，起夜 1～2 次。白带有异味，心烦，经常发火。经时腰酸，自觉手脚凉，夏天手脚热。西医检查有子宫腺肌瘤、子宫内膜异位症。

一诊：当归四逆加吴茱萸生姜汤加导气汤 7 剂。

经期疼痛大为减轻，基本不痛了。

二诊：土瓜根散 7 剂。

自述月经期不疼痛了，但经期结束后小腹隐痛，患者疑为中药所致，因以前无此现象。嘱患者先暂停服药，小腹仍有隐痛，但逐渐减轻。完全无疼痛后嘱患者继服剩余土瓜根散汤剂，果然未有疼痛。

三诊：土瓜根散 7 剂。

四诊：土瓜根散 7 剂。

此次月经疼痛完全消失，经停后亦无疼痛。

用方思路：

患者首诊用方准确，所以痛经症状大为好转。重点是原来经期疼痛，现在经期痛减但月经结束后反而腹痛如何解释？首诊用当归四逆加吴茱萸生姜汤加导气汤温暖胞宫，散寒止痛，疼痛虽解，但瘀血并未排出，故月经结束后予土瓜根散化瘀除饮。患者停经后觉小腹隐痛以为是服药所致，实际上经停后如不服中药小腹疼痛会更显著，正是因为予土瓜根散活血化瘀疼痛才不显著。把"经期为什么不痛了？停经后为什么又痛了"这些问题想清楚，效不更方，直捣病所，问题自然就解决了。

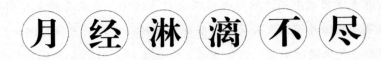

月 经 淋 漓 不 尽

关某，女，39岁。

舌下有瘀络，舌质淡、苔白腻，脉弦细。

主诉：子宫肌瘤术后月经淋漓不尽10个月。

现病史：去年6月子宫肌瘤术后月经淋漓不尽。口渴。月经时小腹微痛，腰酸痛。平素手脚凉，大便正常，白带正常。无尿频尿急，起夜一次。生气和洗澡月经即来，以致不敢轻易洗澡，月经来的时间长。

一诊：桂枝茯苓丸7剂。

吃完7剂后月经停止，又服7剂巩固。

　　患者微信反馈：您好，我是关××，去年做子宫肌瘤来月经不走那位患者，您给我开的最后一副药吃完后也没去您那儿复查，最后一副药吃完应该来月经但是身上也没有来，3月28日早上月经来了，今天自己不用吃药月经走了，我感觉您给我调理的是对的，所以非常感谢您！我说这么多希望对您的工作带来帮助，也希望和我一样的人在您的调理下不再痛苦，最后祝您工作顺利！

用方思路：

　　子宫肌瘤术后可能导致体内瘀血，引起体内的应激反应，想通过流血去排出瘀血，但又排不掉，所以导致月经淋漓不尽。舌下有瘀络印证了体内有瘀血。所以用桂枝茯苓丸活血止血之法。生气即来月经可以理解为生气后气滞加重瘀血所以来月经，洗澡即来月经可以理解为洗澡过程人体体温发生变化而致血凝或妄行。

卵 巢 癌

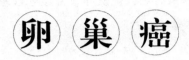

王某，女，45岁。

舌淡，舌体大，齿痕重，舌下有粗瘀络，脉弦细。

主诉：白带量多异味1个月。

现病史：白带量多异味、色淡黄伴皮肤瘙痒1个月，西医诊为卵巢癌。口干晨起略口苦，有习惯性口腔溃疡，平素手脚偏热。腹胀、偶有打嗝。眠差，起夜2次。略怕冷怕风。大便偏干，排不净。头晕，耳鸣。

治疗：三物黄芩汤合小柴胡汤与当归芍药散交替服用。

一诊后患者白带减少，异味、色黄等症状均有减轻，皮肤瘙痒好转，所以患者信心满满。按医嘱交替服用两方2个月，诸症均有明显减轻。

用方思路：

《金匮要略》"妇人产后病"篇中说："三物黄芩汤治妇人在草蓐，自发露得风。四肢苦烦热，头痛者，与小柴胡汤。头不痛但烦者，此汤主之。"三物黄芩汤中苦寒与甘寒并用，既能清虚热又能清实热、湿热。患者有腹胀、打嗝等太阴脾虚症状，有口干口苦、口腔溃疡等上焦虚热症状，有起夜、白带异常等水饮症状，又有头晕、耳鸣等下焦饮逆症状，所以合小柴胡汤。

卵巢癌为有形实邪，患者舌下有粗瘀络且白带异常明显所以用当归芍药散水血同治，两方交替使用，可以照顾到比较全面的病机。

淋 证 （ 尿 道 炎 ）

刘某，女，15 岁。

舌质淡、苔厚略黄腻，脉弦数。

主诉：尿道疼痛、灼热半年。

现病史：半年前月经后出现尿道痛极，尿量少。现尿有灼热感、刺痛感。口渴，面色红，爱出汗。食欲差，以前比较爱吃凉的，现在不吃凉的了。大便头干，1～2天一次。每次月经后尿频、尿急，晨起尿黄，尿有灼热感。眠可。月经延后 20 天，痛经特别厉害，量正常。血块多，色稍深。来月经时小腹和腰痛，热敷能缓解。

发病后缀学先后去辽宁中医药大学附属医院、南京医科大学等地治疗，均未见好转。入院前尿蛋白（+++），管型、颗粒都有，红细胞多。

一诊：当归贝母苦参丸 3 剂。

自述尿道各种症状明显减轻。3 剂后验尿常规示红细胞、白细胞基本正常，蛋白弱阳性。

续服巩固。

用方思路：

当归贝母苦参丸三味药可谓药简力专，两寒一温，两个辛开，一个苦降。当归养血行血，苦参利窍逐水，散热结，除湿热，贝母清热解毒，完美对治膀胱热瘀，湿热郁结。该患者患病后缀学半年辗转在各大医院治疗，家长为此花费近万元，失望甚至绝望。经方三味药 3 剂近乎痊愈，不得不叹经方之神效！